W0272152

# HANDBUCH DER KANARISCHEN VOLKSMEDIZIN

*Die Geheimnisse unserer alten Kräuterkenner*

**JOSÉ JAÉN**

# HANDBUCH DER KANARISCHEN VOLKSMEDIZIN

*Die Geheimnisse unserer alten Kräuterkenner*

© JOSÉ JAÉN OTERO
© CENTRO DE LA CULTURA POPULAR CANARIA
GRAN CANARIA: (928) 37 27 30 // 36 10 49 (fax)
TENERIFE: (922) 82 20 00/01 // 25 26 03 (fax)

Erste Auflage: April, 1997

Leitung der Auflage: C. Otero Alonso

Aus dem Spanischen von Irmgard Heimann

Fotos: Pedro L. Pérez de Paz und Archiv des Autors

Umschlagentwurf: Centro de la Cultura Popular Canaria
Ausführung: Carlos Viña

Text- u. Bildgestaltung: Laura López

Druck: Litografía Romero, S.A.
Pol. Industrial Valle de Güímar
Manzana III, Parcela 20. Arafo, Tenerife

ISBN: 84-7926-255-9

Gesetzlich registriert unter Nr.: TF. 869-1998

Alle Rechte vorbehalten. Ohne vorherige schriftliche Genehmigung des Copyright-Inhabers kann dieses Verlagswerk weder ganz noch teilweise in irgendwelcher Form, sei es elektronisch, mechanisch, fotochemisch, magnetisch, elektrooptisch oder mittels Computer, durch Fotokopien, Bandaufnahmen oder sonstige Wiedergabesysteme reproduziert, aufgenommen oder weitergegeben werden.

*Denjenigen gewidmet,*
*die das Heilmittel suchen*
*für Schmerz und Leiden*
*an Körper und Seele.*

*Verlierst du Geld, so verlierst du nichts.*
*Verlierst du die Gesundheit, so verlierst du etwas.*
*Verlierst du den Frieden, so verlierst du alles.*

(traditionelles Sprichwort)

## *DANKSAGUNG*


Ehrlich gesagt, sollte ich eine Liste aufstellen von allen, die mich unermüdlich anregten und unterstützten, dieses Buch zu verwirklichen, so würde daraus höchstwahrscheinlich ein zweites Buch werden, denn es sind viele, von denen ich gelernt habe, und viele sind es auch, die ihr Wissen und ihre Erfahrung in der Volksmedizin dazu beigetragen haben während der Plauderstündchen und des Wanderns durch so manche abgeschiedenen und halbvergessenen Dörfer und Weiler.

Meine grösste Achtung und Respekt gilt den Allerältesten, die als "Meister des Lebens" mich gelehrt haben, die Natur mit Geduld zu beobachten und ohne Angst vor Krankheit und Tod leben zu können.

Besonderen Dank gilt den Kräuterspezialisten von El Palmar de Teror (Gran Canaria), die mir selbstlos ihre Herzlichkeit und Gastfreundschaft entgegenbrachten.

Auch möchte ich meine Frau Katja sowie Joaquín und Feluca erwähnen, deren Ermunterung und Ratschläge von unschätzbarem Wert für jede dieser Seiten waren. Und nicht zuletzt meinen Dank an Marie Kunkel für ihre wunderschönen Zeichnungen.

***José Jaén***

# *ZUR DEUTSCHEN AUFLAGE*

Pflanzennamen in eine andere Sprache zu übertragen ist oft selbst für Experten keine einfache Sache und bringt den Übersetzer in so manche Notsituation. Noch schwieriger kann es werden, wenn es sich um endemische[1] Pflanzen handelt, deren volkstümliche Bezeichnung botanisch nicht genau bestimmt oder nicht zutreffend ist. Dazu kommt, dass viele, über Generationen hin nur mündlich überlieferte Pflanzennamen des Kanarischen Archipels sich von Insel zu Insel ändern, ja sogar innerhalb ein und derselben Insel verschieden sind. Auch werden von den Inselbewohnern viele Kräuter einfach unter einem Sammelnamen zusammengefasst, wie z. B. die Minzen- und Lavendelarten, Eisenkraut- und Nesselgewächse, usw.

Im vorliegenden Handbuch wurden die volkstümlichen Pflanzennamen so getreu wie möglich in die deutsche Sprache übertragen. Der deutsche Leser, der sich hier auf den Kanareninseln aufhält und von den erwähnten Pflanzen und Heilkräutern Gebrauch machen möchte, sollte sich am besten an deren einheimische Namen halten. Und wer Schwierigkeiten mit der Aussprache hat, kann die Pflanzennamen einfach abschreiben und damit zum Kräuterhändler gehen.

***Die Verleger***

---

1. Auf ein bestimmtes Gebiet begrenztes Vorkommen.

# *VORWORT*

Schon vor mehr als 5000 Jahren begann man, von Heilpflanzen Gebrauch zu machen. In einem 3000 Jahre alten Manuskript des chinesischen Kaisers T'sao Ching ist die medizinische Anwendung von 350 Pflanzen enthalten. Hippokrates, einer der hervorragendsten Ärzte des Altertums, beschrieb mehr als 400, auf Pflanzen beruhende Arzneimittel. Man kann wohl sagen, die Verwendung von Heilkräutern ist genauso alt wie die Zivilisation selbst und wiederholt sich in der Heilkunde aller Kulturen rund um die Welt.

Viele Angehörigen der Wissenschaften haben bis vor noch nicht allzulanger Zeit die Heilpflanzen eher in Funktion ihrer historischen und kulturellen Rolle betrachtet und nicht als potentielle Hilfsquelle der Natur.

Das Interesse der heutigen Gesellschaft, sich der Natur zu nähern, hat das Wiederaufleben der Naturheilkunde bedeutet, und diese gehört gewissermassen zu einer neuen, der nachindustriellen Zeit eigenen "Naturphilosophie". In diesem Rahmen entwickelt sich nun ein Grossteil der Erforschung der natürlichen Substanzen, die die Pflanzen erzeugen, und man zieht diese als eventuelle natürliche Hilfsmittel für die Zukunft in Betracht.

Die Chemie der Pflanzen ist äusserst komplex. Ein enormes Spektrum von organischen Molekülen primärer und sekundärer Komponenten wird von den Pflanzen synthetisiert und dient ihnen zu verschiedenen Zwecken, so z. B. als chemische Abwehrstoffe (Alkaloide), anziehend wirkende Dispersionsstoffe, sei es durch den Geruch (ätherische Öle) oder durch die Farbe (Pigmente), usw. In diesen chemischen Substanzen befindet sich die Heilkraft der Pflanzen und sie sind es, die die Basis für zahlreiche Fertigpräparate liefern, die in der heutigen Schulmedizin angewendet werden.

Die grosse Vielfalt an Pflanzen, die es auf den Kanarischen Inseln gibt, und besonders die zahlreichen endemischen Arten, machen die traditionelle Medizin der Inseln besonders interessant, und nicht nur deswegen, weil diese Pflanzen alternative Heilmethoden bieten, sondern auch wegen des enormen Potentials der Flora als natürliche Heilquelle der Zukunft.

Die heilzweckliche Anwendung von Pflanzen hat auf den Kanareninseln zwei deutlich zu unterscheidende Ursprünge. Einerseits sind es die Urbewohner, die vor der spanischen Eroberung auf den Inseln lebten und, wie aus archäologischen Fundstellen hervorgeht, ziemlich fortgeschrittene Kenntnisse der Medizin besassen, sogar recht komplizierte chirurgische Eingriffe vornahmen und zahlreiche endemische Pflanzen als Heilmittel verwendeten. Andererseits brachten die Kolonisatoren vom spanischen Festland ihre Bräuche mit, und aus diesen beiden Umständen hat sich eine traditionelle, auf Pflanzen gründende heilkundliche Kultur gebildet, die, genauso wie so viele andere Sitten und Bräuche, im Begriff ist verlorenzugehen.

Aus diesem Grund ist es besonders zu begrüssen, dass begeisterte Lernbegierige dieser alten Traditionen, zu denen José Jaén gehört, die Erforschung und Katalogisierung der Arzneipflanzen der Kanarischen Inseln in Angriff genommen haben. Wir sollten den Wert dieses Buches zu schätzen wissen, nicht nur weil es zum besseren Kennen unserer eigenen Geschichte beiträgt, sondern weil es ein wichtiger Beitrag ist zur Bestandsaufnahme der Naturreserven unseres Planeten für die Zukunft.

Noch nie waren solche Bücher notwendiger als in der gegenwärtigen Zeit. Das Überleben des Menschen in der Zukunft hängt von den Pflanzen ab, aber leider sind als Folgen des menschlichen Einwirkens zahlreiche Pflanzen, sowohl örtlich wie weltweit, im Aussterben begriffen.

Deshalb hoffe ich, dieses Buch möge dazu beitragen, uns von der Notwendigkeit zu überzeugen, dass diese wichtigen Bestandteile unserer Umwelt erhalten bleiben müssen. "Kennen um zu schützen" ist ein Ausspruch, den wir im Botanischen Garten "Viera y Clavijo" auf Gran Canaria als Motto für die Umwelterziehungsprogramme gebrauchen, und ich bin sicher, dass das Buch von José Jaén ein wichtiger dokumentarer Anhaltspunkt ist für unsere künftigen Bemühungen, die kanarische Flora zu kennen und zu schützen.

**David Bramwell**

# *EINLEITUNG*

Nach mehreren Jahren des Forschens und in Gesprächen mit Kräuterexperten, Bauern und Hirten aller Kanareninseln nahmen meine Kenntnisse zu, die ich von den **Kräutern** hatte, und meine Vorstellung bezüglich der Volksmedizin erweiterte sich beachtlich. Die Geheimnisse, Rezepte, Tricks und Heilmittel, in die mich die Heilkundigen eines jeden Orts einführten, sollten nicht in meinen Notizheften schlummern, sondern auch anderen zum Wohl ihrer Gesundheit dienen. Deswegen beschloss ich, dieses neue, praktischere und einfachere Buch als das vorhergehende herauszugeben.

Es handelt sich sozusagen um eine Art Handbuch, das man zu Hause haben und gebrauchen kann, wenn man plötzlich vor einem Notfall steht wie z. B. Zahnschmerzen, Blutungen, Brandverletzungen usw. und nicht weiss, was man machen soll.

Ich möchte ausdrücklich darauf hinweisen, dass dieses bescheidene Werk nur ein Handbuch der "Kanarischen Volksmedizin" sein will zur Erhaltung der Gesundheit vom vorbeugenden Gesichtspunkt aus. Wer sich gründlicher in dieses Thema vertiefen möchte, kann zu Bibliographien anderer, spezialisierterer Fachautoren greifen.

Was die Anwendung der von mir angeführten Arzneipflanzen anbetrifft, so sind in diesem Buch ein paar erklärende Kapitel enthalten zur besseren Orientierung und Erfolg bei den Krankheiten, die man lindern oder heilen will. Aber bitte Vorsicht vor Missbrauch der Kräutertees, alles hat seine Grenzen und seine Kontraindikationen. Lernen Sie, wie man die Pflanzen richtig sammelt und von einander unterscheidet. Auch sollte man wissen, dass nicht jeder Mensch irgendwelchen “Aufguss” und in jeder beliebigen Menge vertragen kann. Kräuter wie **Raute**, **Salbei**, **kanarischer Weihrauch**, **wilder Majoran** oder **Milzfarn** darf man weder schwangeren Frauen noch Herzkranken oder Menschen mit empfindlichem Magen verabreichen.

Im Zweifelsfall sollte man stets einen erfahrenen Kräuterexperten oder sonst jemanden fragen, der sich auf diesem Gebiet auskennt. Auch sei zu empfehlen, anfangs des öfteren nur kleinere Mengen zu nehmen (soviel wie zwischen Daumen und Zeigefinger zu greifen ist), bis der Körper sich daran gewöhnt.

Andererseits sollte man aber auch nicht allzu ängstlich sein und es nicht wagen wollen, von diesen gesunden Heilmitteln Gebraucn zu machen, nur eben nicht in kunterbuntem Durcheinander, sondern verantwortungsbewusst einer Richtlinie folgend.

Es gibt sehr leichte Aufgüsse oder Tees, die z. B. den Durst stillen oder Kopfschmerzen lindern, wie **Orangen**– und **Zitronenbaumblätter** mit **Verbene** (Eisenkraut), was so gut wie jedem schmeckt und bekommt. Und geniessen Sie die Geschichten, Anekdoten und wahrheitsgetreuen Schilderungen, die diese alten Kräuterkenner erzählen, von denen manche so alt sind, dass man meinen könnte, sie seien unsterblich.

Möge die Weisheit dieser Menschen Ihnen helfen, und möge man sich ihrer traditionellen Ratschläge auch in Zukunft mit Liebe und Ehrfurcht erinnern.

**José Jaén Otero**

# *I. ALKOHOLISMUS, TABAK, DROGENABHÄNGIGKEIT*

Auch wenn diese schlechten Angewohnheiten schon seit langem bestehen, so bedeuten sie heutzutage doch eine wahre soziale Plage, für die es im Moment schwerlich eine Lösung zu geben scheint.

Mein Freund Alipio erzählte mir, wie ein Taxifahrer aus Telde (Gran Canaria) ganz und gar das Rauchen aufgab, nachdem er mehrere Tassen eines aus **Agavenstücken** zubereiteten Aufgusses getrunken hatte. Nikotin und Teer wurden auf derart drastische Weise aus Lungen und Bronchien ausgeschieden, dass danach wohl jeder den Tabak verabscheut hätte.

Ein Hirte von der Insel La Palma, der nicht ohne seine tägliche Packung Zigaretten auskommen konnte, ersetzte den Tabak durch **Brombeerblätter** und **Piniennadeln**, die er in seiner Pfeife rauchte, bis er sich das Laster abgewöhnt hatte. Man kann es auch mit Blättern von **Poleiminze** und **Kanaren-Zitronenstrauch** versuchen, die man getrocknet und in Reispapier gedreht raucht. Die **Feldraute** (Erdrauch) ist ein Kraut, welches das Blut von Giftstoffen reinigt, und das Nikotin wird durch Haut, Harn und Darm ausgeschieden. **Sassaparille**, **staubiger Zeiland**, **Schwarzpappelblätter** und **Süssholz** sind ebenfalls Pflanzen, die uns, wenn öfter eingenommen, helfen, den Tabak zu lassen. Zum selben Zweck kann man auch die Stengel und Rinde dieser Pflanzen kauen.

**Reiner Wein– oder Apfelessig**, mit etwas Wasser vermischt und frühmorgens löffelweise eingenommen, hat so manchen leidenschaftlichen Raucher und Trinker geheilt.

Ein Kanarier, der in Chile lebte, hatte dort gelernt, dass man die **Weizenblüten** der Ähren, zur entsprechenden Jahreszeit gesammelt und im Schatten getrocknet, in 1/4 Liter Wein (50 g Blüten) fünf Minuten sieden lässt. Wenn derjenige, der dem Wein ergeben ist, ein paar wenige Löffel von diesem Getränk zu sich nimmt, wird er den Alkohol nicht mehr riechen wollen.

Der Samen von **Kanariengras** (was die Vögel gern picken) wird ebenfalls als Tee angewendet, um das Verlangen nach Alkohol zu bremsen.

Maria, eine Naturheilerin aus Guanarteme (Gran Canaria) gab Rauschgiftsüchtigen und sonstigen Drogen verfallenen Leuten folgenden Tip: Man mischt den **Saft einer weissen Zwiebel** mit einem Liter **kalter Milch von einer schwarzen Ziege**. Ausserdem gab sie ihnen Kräuter (wilder Majoran) zum Schwitzen und empfahl, Dampfbäder zu nehmen. Viele Mütter von Drogensüchtigen sind ihr dankbar dafür.

Schliesslich sei gesagt, dass Wille und Wunsch, gesund zu werden, unerlässlich sind. Jeder, der unter diesen Problemen leidet, kann sie mit etwas Anstrengung und Zuversicht überwinden.

Ein Heiltrank, um den Körper von angesammelten Giftstoffen zu befreien, besteht aus einem halben Liter reinem Wasser mit **Kampfer**, **Orangenblütenhonig** und ein klein wenig **Aloesaft**, wovon man mehrere Esslöffelvoll am Tag einnimmt.

Wichtig ist, kein Mittel unversucht zu lassen und nicht aufgeben, trotz eventueller kleiner Fehlschläge.

## *II. ASTHMA UND BRONCHITIS*

Die Anzahl der Menschen, die an asthmatischen Allergien und anderen Atembeschwerden leiden (chronische Bronchitis, Stirnhöhlenentzündung, usw.) ist sehr hoch und besorgniserregend im gesamten Kanarischen Archipel. Klimatisch bedingte Faktoren wie die verhältnismässig hohe Luftfeuchtigkeit, die Passatwinde, der Staubgehalt der Luft sind es unter anderem, die eine Überempfindlichkeit der Atemwege (Nase, Hals, Bronchien) auslösen.

Ein diesbezüglich wichtiger Punkt, den diejenigen berücksichtigen sollten, die oft an diesen Beschwerden leiden, ist die Tatsache, dass einige unserer täglichen Nahrungsmittel wie Milch, Eier und deren Nebenprodukte übermässige Schleimabsonderungen hervorzurufen pflegen und Atembeschwerden und Asthmaanfälle verursachen können. Ersetzen wir in solchen Fällen die Milchprodukte durch Säfte aus frischem Obst: **Äpfel**, **Papayas**, **Birnen**, **Orangen**, und so wird die Heilung rasch und vollkommen sein.

Und hier ein paar populäre Rezepte zur Behandlung von Asthma und Bronchitis, die mit sehr gutem Resultat auf unseren Inseln angewendet werden:

Man gibt eine kleine Menge **Oregano** (Majoran), **Rosmarin** und **weisses Bartgras** in einen halben Liter Wasser zusammen mit drei **ungeschälten, zerstossenen Mandeln**.

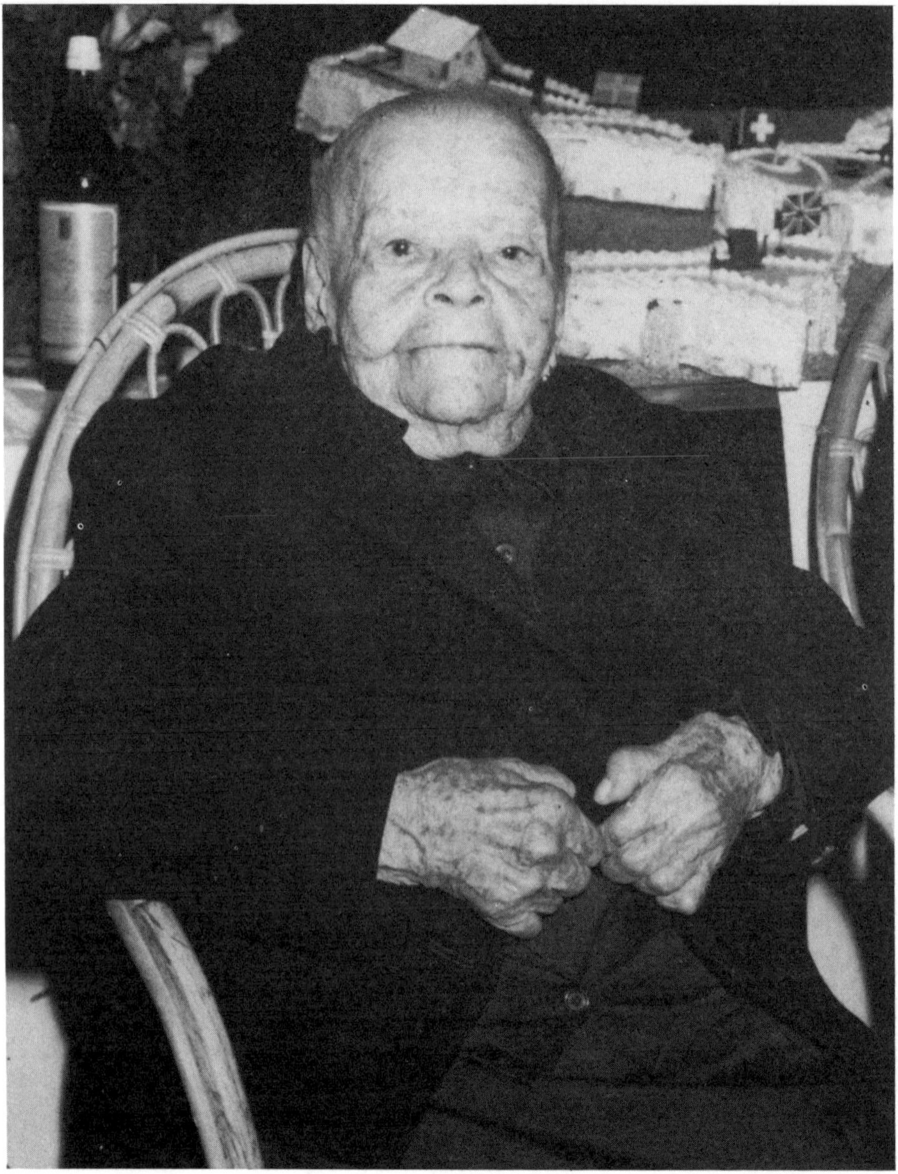

*Mama Lola von El Carrizal del Sur (Gran Canaria), im Alter von 108 Jahren.*

Auf kleiner Flamme kochen lassen und einen Teelöffel Ginsterhonig beigeben. Diese Flüssigkeit trinkt man zweimal täglich eine Woche lang.

In einen Liter reinen **Essig** aus **einheimischen Weinbeeren** gibt man 300 g **Frauenhaarfarn** und **Poleiminze** (beides zusammen). Dies wird unter Umrühren auf schwachem Feuer gesiedet, und zum Schluss gibt man einen Esslöffel **Rosmarinhonig** dazu. Dann lässt man es ruhen und trinkt während 14 Tagen morgens nach dem Aufstehen ein Gläschen davon.

Auch die Gesundheitstees aus **Thymian**, **Veilchen** und zarten **Kieferknospen** (250 g auf einen Liter Wasser) ergeben sich als ausgezeichnet. Man kann sie mit ein paar Tropfen Zitronensaft trinken, am besten auf nüchternen Magen. Ebenso sind diese Aufgüsse zu Inhalationen geeignet, und zwar abends vor dem Schlafengehen.

Das Einreiben von Brust und Leib mit **Zwiebeln** oder warme Umschläge aus **Weizenkleie**, **Essig** und **Oregano**, in einem Tuch auf die Bronchien gelegt, verschaffen wesentliche Linderung bei Asthmakrisen und helfen, den Schleim auszustossen. Wenn wir dazu noch abends eine Tasse aus **Zwiebeln** und **Äpfeln** zubereiteter Brühe trinken, dann werden wir ruhig und mit befreiten Atemwegen schlafen können.

Plácido, ein Pflanzenkundiger aus Teror (Gran Canaria) empfiehlt, bei akuten Asthmaanfällen die Brust mit einem Gemisch aus **Senf**, **Ingwer**, **Wasser** und **Alkohol** einzureiben.

## *III. DER MUND (Karies, Eiterherde, Infektionen)*

Es gibt nur noch wenige Menschen, die bis ins hohe Alter gesunde, gut erhaltene Zähne haben, wie es bei der Mutter von Anita Hernández aus Las Lagunetas (Gran Canaria) der Fall ist, die mit ihren 104 Jahren ein beneidenswertes Gebiss besitzt.

Schon die jungen Leute verderben sich heutzutage ihr Gebiss sehr schnell durch allerlei Naschwerk, zu viel Zucker und falsche Ernährung.

Karies, Zahnfleischeiterungen oder Mundinfektionen waren seltener, als sich die Inselbewohner noch mit **'gofio'**[1], **Käse**, **hartem Brot** und **Nussbaumbrühe** begnügten. In den hiesigen Küstengegenden gibt es im allgemeinen weniger Zahnprobleme, was der stärkeren Sonneneinwirkung zuzuschreiben ist und dem Salzgehalt des Meerwassers, das man zum Gurgeln nimmt. In manchen kanarischen Ortschaften bestand eine gute Zahnpflege darin, dass man nach dem Essen Holzstückchen der **Silberweide** und **Salbei**– oder **Rosmarinblätter** kaute. **Pulverisierte Holzkohle** war die beste Zahnpaste, die es vor fünfzig Jahren in den abgelegensten Gegenden der Kanareninseln geben konnte. In San Nicolás de Tolentino (Gran Canaria) z. B. brachten viele Mütter ihren

1. Mehl von geröstetem Getreide, hauptsächlich Weizen, aber auch aus Mais und Kichererbsen. (d. Ü.)

Kindern bei, **Holzkohle** oder die Asche des **staubigen Zeiland** zum Zähneputzen und zum Heilen schadhafter Zähne zu gebrauchen.

Gewisse Pflanzen wie **Boretsch**, **Thymian**, **Rosmarin**, **weisser** oder **grüner Salbei** und **Kanaren-Holunder** eignen sich besonders gut zur Mundpflege. Man kann sie kauen oder ihren mit Wasser verdünnten Saft zum Gurgeln anwenden.

Gegen Zahnschmerzen gibt es nichts Besseres als **Gewürznelken**, **Zypressenkapseln** (Samenkapseln), **Eibischwurzel** oder ein Rezept von Meister Nicolás, das aus **Zitronenschale**, einer **Knoblauchzehe**, ein paar Blättchen **Petersilie**, einem Löffel **Olivenöl** und ein paar groben **Salzkörnern** besteht. Das alles wird zusammen vermischt und auf den hohlen Zahn getan.

Die **Rinde** verschiedener **Eichenarten** (Steineiche, immergrüne Eiche) ist reich an Calcium und deswegen gut für die Zähne. Bittere Pflanzen sind stets empfehlenswert zum Gurgeln, wie der gewöhnliche **Andorn**, ein guter Freund unserer Zähne, oder das wunderbare aromatische **Basilikum**. Jeder kann wählen was ihm am besten zusagt, aber bitte von derart brutalen Unsitten ablassen wie z. B. die Blechverschlüsse von Flaschen mit den Zähnen zu öffnen oder Metallstücke mit dem Mund greifen zu wollen. Dadurch verlieren die Zähne an Kraft und Gesundheit und die einzigen, die aus unseren schlechten Angewohnheiten ihren Nutzen ziehen, sind die Zahnärzte.

## *IV. DAS HAAR (Haarausfall)*

Haarausfall ist eine Krankheit, von der zweifellos mehr Männer als Frauen befallen sind, was wohl in erster Linie am Hormonhaushalt liegen dürfte.

Auf unseren Inseln gibt es einige Sprichwörter, welche die Vorzüge verschiedener Heilpflanzen loben, die sehr nützlich sind, um kraftloses Haar und Haarausfall zu bekämpfen. So bekommen wir zu hören:

Mit Zitronenstrauch und Thymian
wächst das Haar dir knöchellang.

Kochst du Brennessel, Rosmarin und Nussbaum aus,
so gibt es weder Glatzköpfige noch Böses im Haus.

**Brennessel**, **Rosmarin** und **Nussbaumblätter** werden 14 Tage lang in einer Flasche mit 95prozentigem Alkohol angesetzt. Die Flasche sollte aus Glas sein und dieses möglichst grün oder bernsteinfarben. Mit dieser Flüssigkeit befeuchtet man einen Wattebausch und reibt sich damit den Kopf ein.

Besonders anekdotisch ist der Fall eines Mannes aus dem Dorf San Nicolás (Gran Canaria), der nach Einnehmen von Medikamenten zu seinem Entsetzen mit ansehen musste, wie ihm alle Haare am Kopf ausfielen. Dieser Mann suchte einen Heilkundigen in Tejeda (Gran Canaria) auf und konnte durch

Einreiben des Kopfes mit Brennesseln geheilt werden. Das Kurmittel ist zwar etwas grob aber wirksam für diejenigen, die standhaft bleiben.

**Knoblauch** und **Zwiebeln** werden wegen ihres beachtlichen Gehalts an Schwefel und Mineralsalzen gewohnheitsmässig auf dem Land angewendet und zwar in verschiedenen Lotionen für Haut und Haar.

Für diejenigen, die sprödes Haar und viel Schuppen haben, sei folgendes zu empfehlen: Eine halbe **blaue Zwiebel**, eine Handvoll **Kapuzinerkresseblätter** und jeweils drei Zweigchen **Rosmarin** und **Thymian** werden 9 Tage lang in einem Fläschchen mit **Olivenöl** eingeweicht. Danach kann man mit diesem Präparat das Haar einreiben und zwar zweimal in der Woche, und die Besserung wird sich bald bemerkbar machen.

Bei fettigem Haar muss anders verfahren werden. Man nimmt drei grosse Knoblauchzehen, die man mit 90prozentigem Alkohol, drei Zweigchen **Verbene** ( Eisenkraut) und etwas **Zitronenschale** ansetzt. Das Ganze lässt man zwei Wochen stehen. Mit Hilfe eines Wattebausches betupft man damit das Haar. Die Wirkung wird bald spürbar sein. Ausserdem kann man bei fettigem Haar Einreibungen machen mit **Zitronensaft** und reinem **Essig**, zweimal in der Woche (am besten abends) und hinterher den Kopf mit einem normalen Haarwaschmittel waschen oder mit einem Aufguss aus Bitterkräutern wie **Andorn**, **Feldraute** oder **Karde**.

Ein Bauer aus dem Schluchttal von Azuaje (Firgas/Gran Canaria) empfiehlt, viel **Kresse** und **Zitrone** zu essen und auf Süssigkeiten zu verzichten, wenn man gesundes und kräftiges Haar haben möchte.

# *V. KREBS*

Wenn wir das Wort Krebs hören, empfinden wir meistens ein gemischtes Gefühl von Respekt und Angst und müssen sofort an diese leidvolle, schreckliche Krankheit denken, die sich in unserer Gesellschaft immer mehr verbreitet.

Krebs entsteht durch unkontrolliertes Wachsen und Vermehren der Körperzellen, und wenn rechtzeitig eingegriffen wird, kann er gehemmt und sogar geheilt werden.

Auf den Kanarischen Inseln steht uns eine begrenzte Anzahl von Pflanzen mit krebsverhütenden Wirkstoffen zur Verfügung. Unter anderen ist die **Neu-Guinea-Impatiens** (volkstümlich "perico" genannt) und das **Immergrün** ("vinca" oder rankende Ochsenzunge) hervorzuheben. Die obersten Blüten des "perico", als Tee zubereitet, können den tumorbildenden Prozess der Zellen zum Stoppen bringen. Das Immergrün enthält einen Wirkstoff, Vincamina genannt, der in zahlreichen Arzneipräparaten gegen Krebskrankheiten enthalten ist. Von dem Immergrün verwendet man Wurzel und Blätter, die 15 Minuten lang abgekocht werden. Das Einnehmen dieses Absuds verteilt man auf mehrere Teelöffel am Tag, da der Geschmack sehr bitter ist.

Manche **Wegericharten** könnten als aussergewöhnliche krebsverhütende Kräuter gepriesen werden, die die Natur uns gegeben hat und, sowohl roh gegessen als auch abgekocht oder in Form von Saft, zahlreiche Gehirntumore, Leberkarzinome,

Brustkrebs usw. zum Heilen gebracht haben, wie es Octavio Almeida Peñate aus Las Palmas und andere, ärztlich aufgegebene Menschen bestätigen können, die heute voller Leben sind und noch ihre alten Röntgenaufnahmen aufbewahren.

Mercedes, die Kräuterfrau vom Flohmarkt versichert, dass **Blätter**, **Frucht** und **Rinde** der **Grannen-Withanie** verschiedene Arten von Hautkrebs heilen, besonders solche,die durch Sonnenbrand entstehen.

Ein Heiltee aus den Blättern des **gemeinen Salbei**, **Gewürznelken** und **Sassafras** (200 g auf einen Liter Wasser) ist eine gute Kombination krebsentwicklungshemmender Pflanzen.

Für diejenigen, die der Kobaltbestrahlung oder Radiumtherapie ausgesetzt worden sind, wie der Verfasser dieses Buches[1], gibt es eine kleine Pflanzen, **Kanaren-Storchschnabel** genannt, die den Organismus von den sich angesammelten Radiationen reinigt. Von dieser Pflanze sollte man, in Form von Tee, mindestens sechs Monate lang Gebrauch machen, wenn man das Blut tatsächlich erneuern will.

Die an Vitamin C reichhaltigen Pflanzen wie **Petersilie**, **Hagebutten**, **Mandarinen**, **rote Bete** und die **Blätter** der **Kapuzinerkresse** sind eine wertvolle Unterstützung bei Krebsbehandlungen.

Auf der Insel La Palma gesundete ein an bösartigen Darmtumoren leidender Schullehrer, und zwar anhand von Einläufen aus Wasser mit **Thymian**, **Olivenöl** und einer **Prise Salz** (eine Woche lang) sowie einer strengen, vierzig Tage

1. Der Autor wurde im Alter von fünf Jahren monatelang mit Radiumtherapie behandelt. (Der Verleger)

dauernden Diät aus **Traubensaft**, wonach sein Darm sich regenerierte und wieder normal zu funktionieren begann.

Der in der Ernährung der Inselbewohner reichlich vorhandene **Knoblauch** und die **Papayas**, zusammen mit dem häufigen Gebrauch von **Kopfsalat**, aller **Kohlarten** und **frischem Kresse**, sind eine gute Garantie, um Krebs zu verhüten.

Vorsicht mit stark chloriertem Wasser, künstlichen Farbstoffen, Asbest, Empfängnisverhütungsmitteln und vor übertriebenem Proteinverbrauch (Fleisch, Eier und Käse), denn das alles schadet unserer Gesundheit.

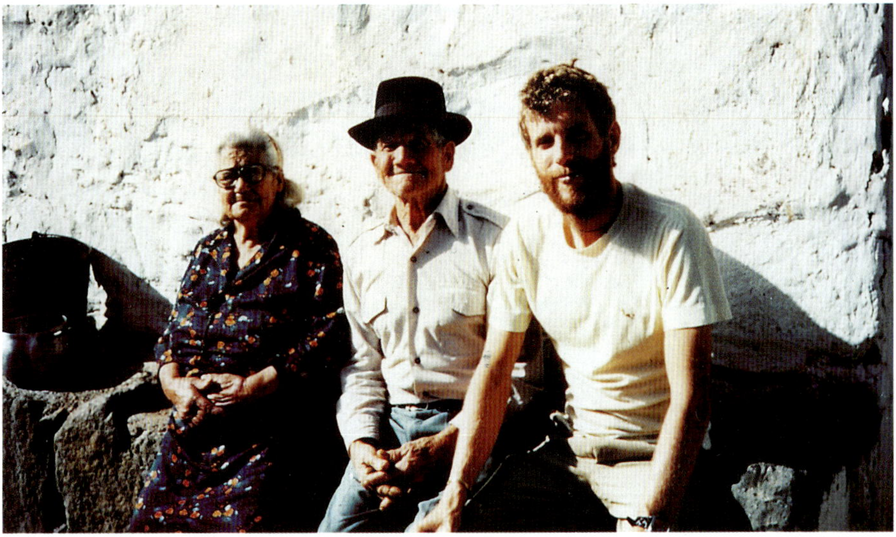

*Bei **Juanito Pérez Vera** und **María**. El Sequero, San Bartolomé de Tirajana (Gran Canaria).*

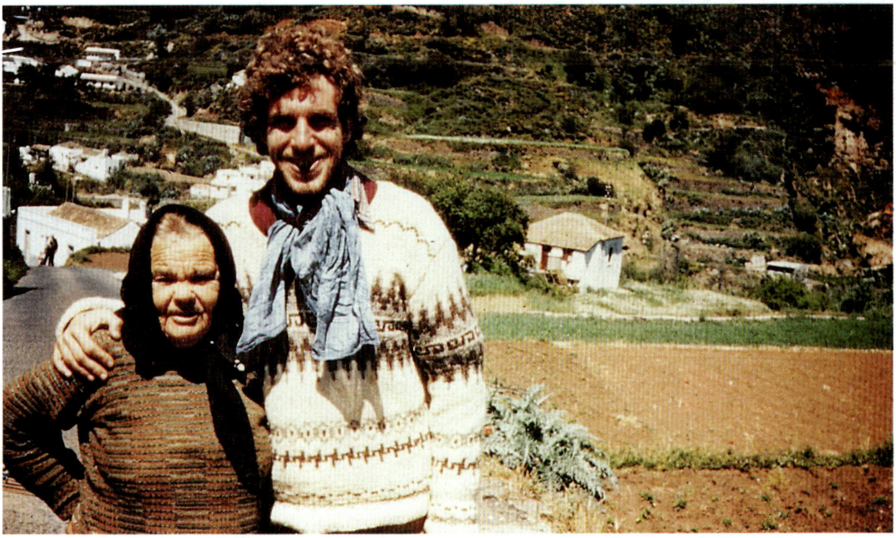

***Anita Ramírez**, Tochter und Enkelin von Hundertjährigen, mit dem Autor, José Jaén.*

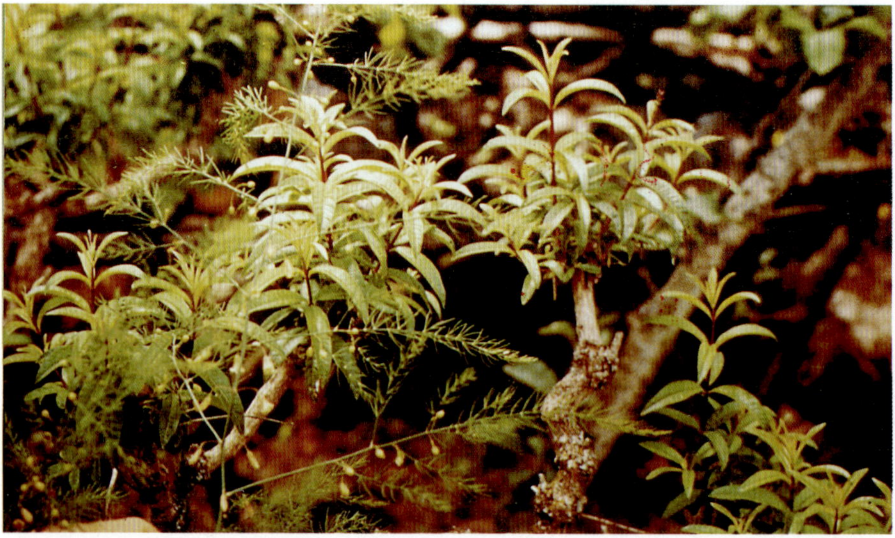

***Zitronenkraut**, eine wunderbare nervenberuhigende Pflanze.*

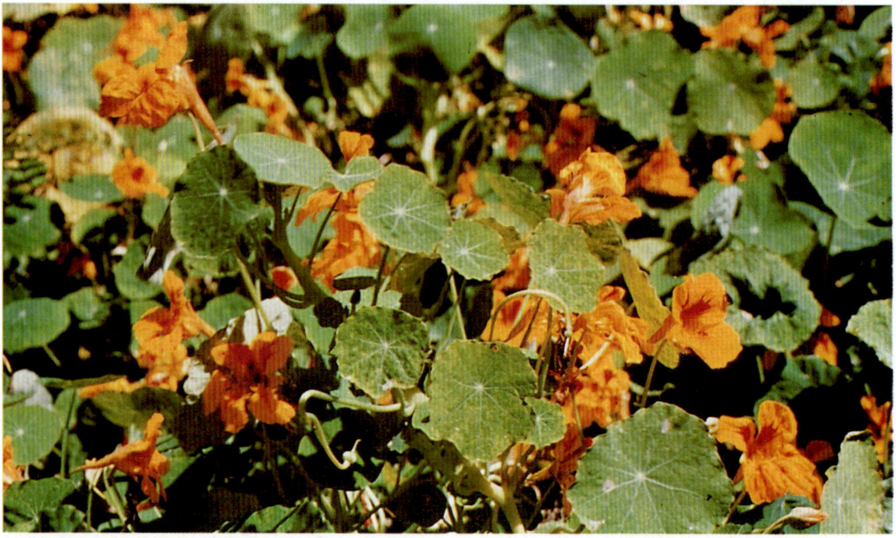

*Orangenfarbig blühende **Kapuzinerkresse**.*

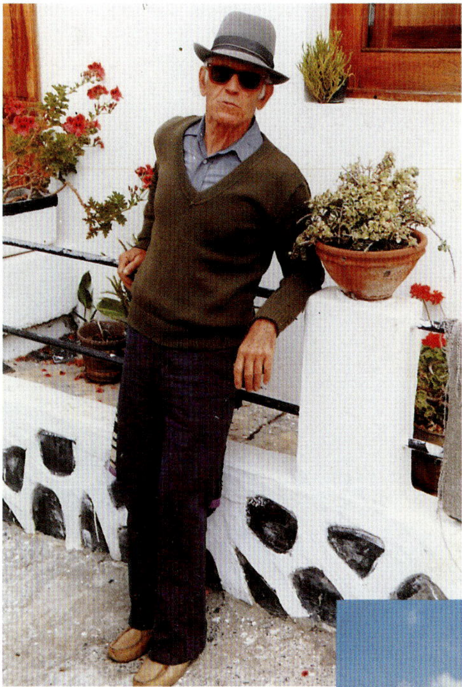

***Juan Pérez Yanes**, Kräuterexperte von El Palmar, Teror (Gran Canaria).*

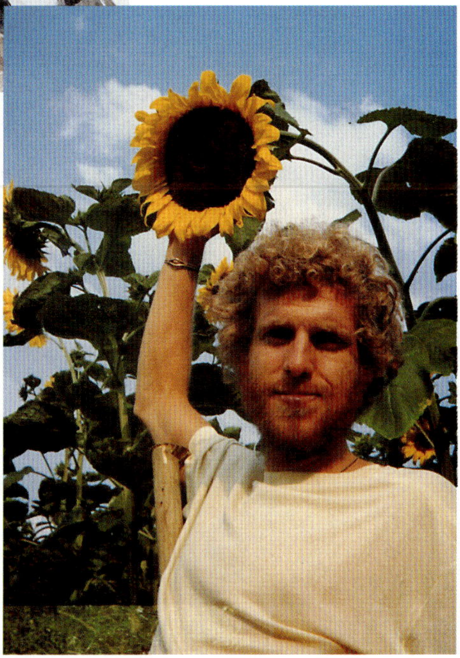

*Der Autor mit einer **Sonnenblume**, deren Kerne sehr reich sind an Vitamin E und F.*

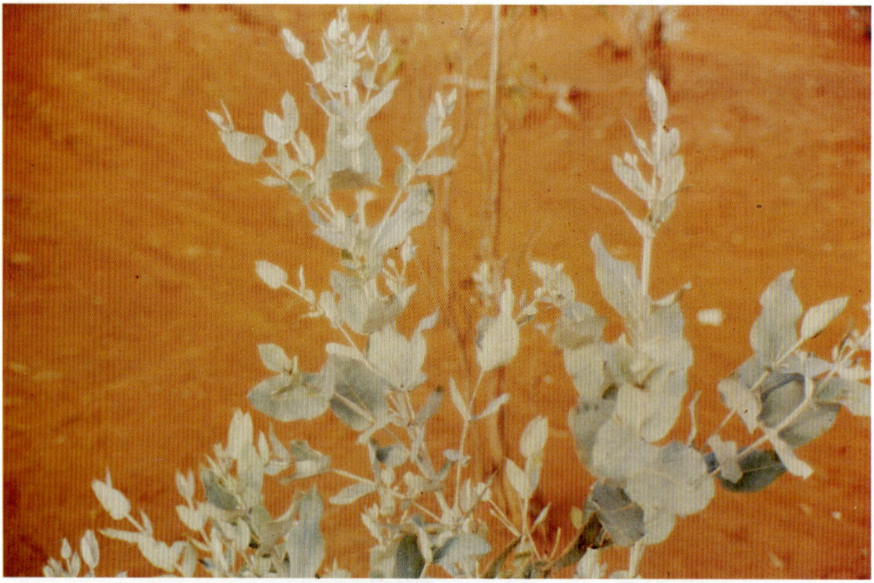

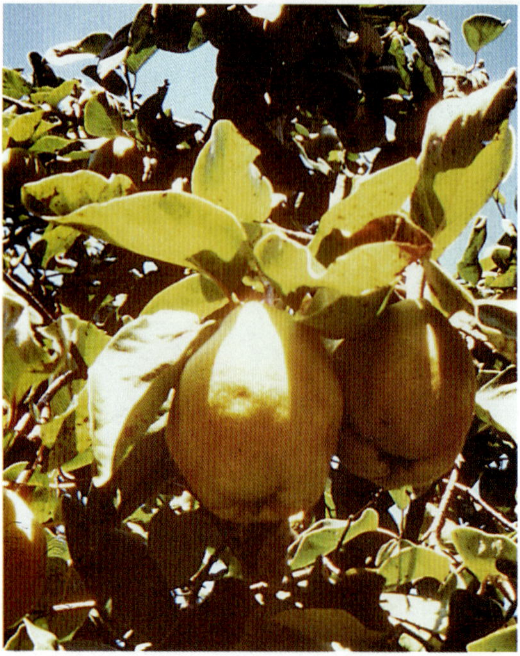

***Weissblättriger Eukalyptus****, sehr nützlich bei Stirnhöhlenentzündung und chronischem Schnupfen.*

*Die* ***Quitte****, eine fabelhafte Frucht gegen Durchfall und Einschlafstörungen.*

# *VI. CHOLESTERIN, ALBUMINURIE, HARNSÄURE*

Würden wir all diese alten Leute von früher fragen, und besonders die Hundertjährigen - von denen es ziemlich viele gab, die heutzutage aber immer seltener werden - , was sie von Cholesterin, Eiweiss im Harn oder von Harnsäure halten, dann würden sie höchstwahrscheinlich lachen und verständnislos den Kopf schütteln.

Der Durchschnittsmensch von heute ist selten frei von diesen Leiden, was der fortwährend unausgeglichenen Ernährungsweise zuzuschreiben ist und dem falschen Verbraucherverhalten unserer Konsumgesellschaft, das einem von allen Seiten eingetrichtert wird, sowie dem Unwissen aus Mangel an richtiger Information.

Die Fette tierischer Herkunft (Milch und deren Nebenprodukte, Fleisch, Eier usw.) haben einen verhältnismässig hohen Anteil an gesättigten Fettsäuren, die reich sind an Cholesterin und die Venenwände verstopfen. Ein Übermass an fetter Nahrung muss man auf den Kanareninseln teuer bezahlen, denn unser Klima zeichnet sich nicht gerade durch kühle Temperaturen aus, die dazu beitragen würden, den Überschuss an Fett im Körper zu eliminieren. Deswegen sollte man hier in diesen Breitengraden mehr **Obst**, **Gemüse** und **Getreideprodukte** essen und auf diese hier leider üblichen fetten Schweinefleischgerichte verzichten. Und zu dem fetten

Zeug schütten die Leute noch jede Menge Alkohol in sich hinein und stopfen sich mit Riesenmengen von Proteinen voll: Würstchen und Wurstwaren, Hamburger, Spiegeleier usw. und überlasten damit die Arbeit der Nieren, was dazu führt, dass sich Eiweiss in Blut und Harn bildet. Und um das Übel vollzumachen, greift man zu Anregungsmitteln wie Kaffee, Tee, Schokolade, Wein und führt sich jede Menge Meeresfrüchte zu Gemüte, die den Körper mit grossen Mengen von Harnsäure vergiften.

Was also tun? Zum Glück gibt es Pflanzen und andere natürliche Mittel, um unseren Organismus von dieser schädlichen Überforderung zu entschlacken, die uns von allen Seiten zusetzt. Als erstes soll man gesundheitsschädigende Speisen und fette Konserven meiden. Dann besorgen wir uns ein paar schöne **Artischocken** oder **Karden** und lassen sie zwanzig Minuten kochen. Mit dieser Brühe machen wir den Körper vom Cholesterin frei. Jede Distelart dient ebenfalls zur Reinigung des Blutes (**Eselsdistel**, **Färberdistel**, **Bitterdistel**, **Flockenblume** usw.)

Ein ehemaliger kanarischer Ringkämpfer erzählte mir, wie er es fertigbrachte, seine Cholesterinwerte zu senken und zwar mit einer Brühe aus **Sellerie**, **Äpfel** und **Zwiebeln**, alles gut ausgekocht. Der Saft von **Kresse**, **Kohl**, **Äpfeln**, **Möhren** und **Pampelmuse** ist ebenfalls ein ausgezeichnetes Mittel, um sich der Harnsäure zu entledigen. Aufgüsse aus **Nussbaumrinde**, **Schwarzginster** (nur die Schoten verwenden), **Feldraute**, **Rosmarin** und **Löwenzahn** helfen, Albumine, Cholesterin und Harnsäure auszugleichen und die im Körper überflüssigen Mengen auszuscheiden. All diese Pflanzen kann man auch roh kauen, mit Ausnahme des Schwarzginsters.

Echter **Rosmarin**- und **Baumheidehonig**, frühmorgens in einem Tässchen Tee aus **Gartenminze** getrunken, erweist sich als sehr hilfreich bei diesen Beschwerden. **Thymianhonig** ist ebenfalls zu empfehlen. Und nicht vergessen, dass Körperbewegung sehr wichtig ist für die Gesundheit, besonders wenn man dabei ins Schwitzen kommt und anschliessend eine kalte Dusche nimmt oder sich mit einem feuchten Handtuch abreibt.

# *VII. DAS HERZ*

Ein volkstümliches Sprichwort lautet: “Tabak, Wein und Weib sind des Mannes Verderb”. Und ich würde noch das Schweinefleisch, die gesättigten Öle und Ausbackfette,. Kaffee und scharfe Gewürze hinzufügen.

Früher geschah es selten, dass junge Menschen an einem Herzanfall oder Herzinfarkt starben. Heute kommt so etwas öfter vor, denn das Herz steht unter dem Druck der Anforderungen unserer modernen Zeit. Und um im Sinne der volksläufigen Weisen fortzufahren, lernen wir einige traditionelle Mittel kennen, um Herzprobleme zu lindern:

**Wasserminze**, **Honig** und **Zitronen**
tun fürs Herz sich lohnen.

Die **Wasserminze** ist eine aromatische, als Herztonikum wunderbare Pflanze. Wenn bei einer Beerdigung oder Totenfeier jemand infolge von Herzbeklemmung ohnmächtig wurde, so rieb man dem Betreffenden sofort Wasserminzeblätter unter die Nase und konnte schnell wiederbelebt werden.

**Zitrone** und **Honig** stärken Venen und Blutgefässe und verjüngen die Zellen des Kreislaufs.

Mama Lola, die “Grossmutter” von El Carrizal (Gran Canaria) verwendete gewöhnlich viel Zitrone und Honig in den Mahlzeiten, wurde hundertacht Jahre alt und besass noch ein nahezu vollständiges Gebiss.

Die Kräutertees aus **Hahnenkamm**, **Rosenblätter** und **Sassaparille**, regelmässig nüchtern getrunken (80 g auf eine grosszügige Tasse Wasser), stärken und beleben das Herz. Denken wir auch an den **Boretsch** und das **Kanaren-johanniskraut**, oder an das **Schöllkraut** und **Basilikum**, deren Blüten den Herzrhythmus regulieren und ausgleichen. Mit den Blättern von Schöllkraut und gelbem Ginster pflegte man Umschläge auf die Brust zu legen, um das Herz zu beruhigen.

Roher **Knoblauch** und rohe **Zwiebeln** sind so gut wie unentbehrlich für alle, die an Herzschwäche leiden. Wer den Geruch und scharfen Geschmack des Knoblauches nicht verträgt, kann von einer speziellen Zubereitungsweise Gebrauch machen: Auf schwacher Flamme kocht man einen Liter Wasser mit 7 Esslöffel **Essig**, 9 zerkleinerten Knob-lauchzehen und einer halben **Zwiebel**. Sobald diese Flüssigkeit erkaltet ist, gibt man 300 g **Glyzerin** hinzu. Zum Schluss wird daraus ein fabelhafter Sirup, von dem man jeweils ein kleines Gläschen vor den Mahlzeiten trinkt.

Die **Wurzel** der **Melisse**, die **Blätter** des **bitteren Orangenbaumes**, **Salbei** und die **Schösslinge** von **Heliotrop** und **Nelke** sind weitere Beispiele von Pflanzen, die man abkochen und bei Herzbeschwerden anwenden kann.

Eine Naturheilerin von Puerto de la Luz (Gran Canaria) erklärte mir, dass man im Gefahrenfall einer in Herznähe auftretenden Blutung von grossen Mengen **Rosska-stanienblättern** und deren (stacheligen) **Samenschalen** Gebrauch machen soll, denn sie ziehen die Blutgefässe zusammen und haben aussergewöhnlich heilende Ei-genschaften bei inneren und äusseren Wunden.

**Weissdornextrakt** ist ein fabelhaftes Präparat, um unregelmässigen Herzrhythmus auszugleichen (10-15 Tropfen in einem Glas Wasser, dreimal täglich).

Denjenigen, die es sich leisten können, möchte ich empfehlen, viel **Pollen** zu sich zu nehmen, um ein gesundes und kräftiges Herz zu erhalten.

# *VIII. ERSCHÖPFUNGSZUSTÄNDE, MÜDIGKEIT, BLUTARMUT*

Die Zeiten, als man wirklich hungerte und an Kraftlosigkeit litt, sind längst vorbei, und nur wenige unter den älteren Leuten können sich noch daran erinnern. Heute jedoch, und obgleich es widersinnig erscheint, gibt es schlechternährte, blutarme oder an angeborener Schwachheit leidende Menschen, die Kräftigung und Ausgleich benötigen, genauso wie in der Nachkriegszeit. Und all dies ist der Entartung vieler Nahrungsmittel zuzuschreiben und der Verarmung des Erdbodens an vom menschlichen Organismus aufnahmefähigen Mineralstoffen.

**Nussbaumaufgüsse** mit überbrühtem ‘gofio’ war das Hauptnahrungsmittel zum Wiederaufbau der Kräfte für die Schwächlichen. Persönlich bin ich der Ansicht, dass ein aus **Mais**- oder **Weizengofio** mit **Nussbaumbrühe** bestehendes Frühstück ein unübertreffbarer Energiespender ist.

Und denken wir an den alten Brauch, den Gemüsesuppen einen rostigen Schlüssel oder Eisenstückchen und alte Nägel beizugeben, oder sogar unbrauchbar gewordene Scheren und Messer, die den blutarmen Leuten das notwendige Eisen verschafften. Manchmal liess man über Nacht einen Nagel in einem Apfel stecken, um diesen dann, vom Eisen dunkel angelaufen, morgens zu verzehren.

Wollen wir ein gesundes, an roten Blutkörperchen reiches Blut haben, so nehmen wir ein Beispiel an den Leuten vom Land und gewöhnen wir uns an, viel Grünblättriges zu essen: **Kresse**, **Portulak**, **Luzerne**, **Petersili**e, denn “Grünes gibt Blut”. Und im Winter sind die Gemüsesuppen aus **Glanzrauke** oder zarten **Brennesseln** stärkend und machen selbst den Schwächsten munter. Probieren Sie es!

Auch die **Molke** ist ein Getränk, das dem Organismus Mineralstoffe zuführt, und das kann man selbst feststellen, indem man schmächtige Pflanzen damit giesst, denn der Garten von Pepito Quintana in San Mateo (Gran Canaria) wird mit Molke begossen und bringt wunderschöne Blumen hervor.

Süsse **Kaktusfeigen**, **Hagebutte**, **rote Bete**, **blauer Trauben**- und **Maulbeersaft** sind grosse Wohltäter für müde Menschen und Tiere und tragen dazu bei, schnell wieder zu Kräften zu kommen und bringen Farbe ins Gesicht.

In Bandama (Gran Canaria) verabreichte man den blutarmen und kränklichen Kindern kleine Gläschen von echtem, unverfälschten einheimischen **Süsswein** mit einem geschlagenen **Eigelb** und gemahlenem **Zimt**. Und wenn wir dem noch einen Löffel **Baumheide**-oder **Rosmarinhonig** beigeben, dann um so besser.

Wenn eine besonders harte Arbeit verrichtet werden soll und uns die Kraft und der notwendige Schwung dazu fehlen, dann sollten wir ein paar Zweigchen von **blühendem Rosmarin**, etwas **Sellerie** und **Fenchel** nehmen und damit schnell einen Kräutertee zubereiten, den man mit dunklem **Honig** oder **Melasse** süsst. So kann man das Doppelte leisten und in gutem Tempo.

Die berühmten eisenhaltigen Mineralwasser von Azuaje und Agaete (Gran Canaria) gehören zu den natürlichen

Inselheilmitteln gegen Müdigkeit und Erschöpfungszustände. Wer die Möglichkeit dazu hat, sollte das Wasser direkt von der Quelle trinken.

Zum Abschluss möchte ich den Vorschlag machen, **Weizen**- oder **Roggenkörner** und **Linsen** zum Keimen zu bringen (in einem Teller mit ein wenig Wasser) und diese zarten, mit ein wenig **Olivenöl** und **Essig** gewürzten Spriesslinge zu kauen. Dem kann keine Müdigkeit widerstehen.

# *IX. DIABETES (ZUCKERKRANKHEIT)*

Ein altes Sprichwort lautet: “Ohne Marmelade ist das Leben eine Plage”. Das kanarische Volk hat sich wahrhaftig der Härte des Lebens anpassen müssen und ist vielleicht deswegen etwas übertrieben naschhaft. Vom Zuckerrohr bis zur Banane, vom Backwerk zum *bienmesabe* [1] hat unser Volk einen ererbten und ausgesprochenen Hang zu Konditoreiwaren und Süssigkeiten. Das könnte wohl der Grund sein, weshalb die Zahl der Zuckerkranken auf den Kanareninseln weit über dem europäischen Durchschnitt liegt. Aber gegen jedes Übel ist ein Kraut gewachsen! Zum Glück steht uns hier auf den Inseln eine derart beachtliche Menge an Heilpflanzen gegen Diabetes zur Verfügung, dass alle Zuckerkranken geheilt werden könnten, wenn sie von manchen dieser Pflanzen den richtigen und regelmässigen Gebrauch machen würden.

Zum Beispiel kann man die **Feldraute** (Erdrauch) roh oder als Tee zu sich nehmen, falls notwendig bis zu drei Liter am Tag. Das Resultat ist tatsächlich überraschend und die Blutanalysen können es bestätigen.

**Nussbaumblätter**, **Flockenblume** und **Pimpernell** kann man zusammen kombinieren und jeden Tag auf nüchternen Magen eine gute Tasse von diesem Aufguss trinken. Innerhalb

1. Wörtlich übersetzt: “Schmecktmirgut”, eine Art Mandeldessert (d.Ü.)

von etwa drei Wochen wird man eine positive Veränderung des Blutes feststellen. Auch dürfen wir all die bitteren Kräuter nicht vergessen wie den **gemeinen Andorn**, den **kanarischen Weihrauch**, **Moschus-Günsel** oder **Kanarensalbei**, die alle die Blutzuckerwerte senken. Diese Bitterpflanzen weicht man eine Woche lang in Wasser ein und nimmt davon täqglich kleine Schlückchen, bis sich eine wesentliche Besserung einstellt. Diese Flüssigkeit darf allerdings nicht gesüsst werden.

In Santa Ursula (Tenerife) lernte ich Antonio kennen, ein Kräuterkundiger, der Diabetes mit den **Schoten** von **Erbsen**, **Wicken**, **grünen Bohnen** und **Puffbohnen** heilte. Dieser Mann trocknete die Hülsen und machte dann einen Aufguss damit..

Andere Naturheiler empfehlen, hin und wieder ein paar **bittere Mandeln** zu kauen und viel **Lupinensamen**, **Kürbis**, **Zucchini**, **Gurke** und die fleischigen Blätter des **Feigenkaktus** zu essen (bei letzteren die Stacheln entfernen). Auch kann man morgens ein halbes Glas Wasser mit einem Esslöffel **Apfelessig** trinken. Wer schnell gesund werden will, muss auf Süssigkeiten und Stärke enthaltende Nahrungsmittel verzichten.

Besser eine bittere Minute bei einer Tasse übler Kräuter als sich hinterher das ganze Leben verbittern, weil man sie nicht genommen hat!

# *X. DURCHFALL*

Die “beschleunigte” Verdauung ist eine Störung, die sich vorwiegend zur warmen Jahreszeit einstellt.

Es ist wirklich keine angenehme Sache, an diesem Übel zu leiden, einem selbst und anderen lästig. Deshalb möchte ich hier ein paar Ratschläge der alten Kräuterexperten wiedergeben, die uns aus der Klemme helfen können.

Im Schluchttal von Lomo Magullo (Gran Canaria) ist schon von alters her das Auskochen von Blättern und Rinde des **Guaven**- und **Quittenbaumes** bekannt. Man lässt 150 g Blätter in einem Liter Wasser 13 Minuten lang sieden und trinkt von dieser Flüssigkeit fünf Glas am Tag.

Eine weniger bekannte Pflanze, die aber aussergewöhnliche Eigenschaften besitzt, ist die **glatte Baumschlinge** (oder Hörnerranke). Es handelt sich um einen Strauch mit langhörnig geformten Früchten. Diese Pflanze, auf kleiner Flamme ausgekocht, stoppt selbst den schwersten Durchfall.

Das bekannteste und in unserer Natur am reichlichsten vorhandene Mittel gegen Durchfall und Colitis (Dickdarmentzündung) dürfte wohl die **Brombeere** sein. Die Blätter und Zweige dieses Strauches, entsprechend ausgekocht, sind ein hervorragendes Darmtonikum. Und wer will, kann ein köstliches Rezept gegen Durchfall probieren: ausgepresster heisser Brombeersaft mit einem Teelöffel Ginsterhonig.

Anita Hernández Llarena aus dem Altenheim in Santa Brígida (Gran Canaria) erzählte mir, dass es vor dem Krieg üblich war, bei Durchfall einen Aufguss aus der Frucht des **Johannisbrotbaumes** mit **Zitrone** und **Zimt** zu trinken, dessen Heilkraft vielen Menschen Linderung verschaffte.

Die Blätter von **Wegerich**, **Geranie**, **Hirtentäschel**, **Kanaren-Ampferstrauch**, **Nussbaum** und **Mastixstrauch** sind alle von stark zusammenziehender Wirkung und tragen nach lange anhaltender Dickdarmentzündung zur Gesundung bei.

Ein weiteres Mittel, das sich bei solchen Darmstörungen als sehr positiv bewährt hat, ist die **Rinde** von **Eiche** und **Ulme**, zwei Bäume mit beachtlichen heilenden Eigenschaften, und ausserdem ist der durch Abkochen gewonnene Saft organisch leicht aufnehmbar, selbst in solchen Fällen, wo Probleme des Kalkabbaus der Knochen bestehen.

Wenn wir es mit einem schweren Fall von Kinderdurchfall zu tun haben, dann greifen wir zum **Salzkraut**-Extrakt (10 Tropfen auf ein halbes Glas Wasser).

Und welche Nahrungsmittel sind angebracht, solang wir uns in dieser lästigen Situation befinden? Während die Verdauungsstörungen anhalten, essen wir am besten nur rohe zerriebene **Äpfel**, **Apfel**- und **Zwiebelpüree**, gekochter **Reis** mit **Möhren** und **Bananenbrei** mit **Zitronensaft**.

# *XI. KOPFSCHMERZEN*

“Rede nicht so laut, mir tut der Kopf weh”, ein alltäglicher Ausspruch, den man immer häufiger zu hören bekommt. Migräne und andere lästigen Arten von Kopfschmerzen können ganz verschiedene Ursachen haben: Blutandrang aufgrund übermässiger Hitze, allzu langes Verweilen an der Sonne, Nervosität, innere Unruhe, Angstzustände, Verdauungsstörungen usw.

Früher linderte man den “Sonnenstich” damit, indem man ein Glas Wasser umgekehrt mit einem Tuch darunter auf den Kopf des Betroffenen stellte, bis sich dann, nach Verrichten eines Gebetes, viele Luftbläschen bildeten und die Kopfhitze ins Wasser überging.

Gegenwärtig werden noch immer herkömmliche, höchst wirksame Mittel angewendet, so z. B. rohe **Kartoffelscheiben** (es können auch Apfelscheiben sein), die man auf Stirn oder Schläfen legt und mit einem Tuch oder Band festbindet bis eine Besserung spürbar wird. Ebenso sind Umschläge mit **Kohl**- oder **Rizinusblättern** oder **Gurkenscheiben** zu empfehlen, was man stets kalt auflegt.

Juanita, eine Kräuterfrau aus Marzagán (Gran Canaria) pflegt zu sagen: “Kalter Kopf und warme Füsse verlängern des Menschen Leben”. Jedenfalls steht fest, dass man bei kühleren Temperaturen einen helleren Kopf hat und sich wohler fühlt.

Es gibt schmerzlindernde und krampflösende Pflanzen, die genauso gut sind wie die Aspirintablette und mit besserem Resultat. So haben wir z. B. das **Basilikum**, den **Lavendel**, **Verbene**, **Rosmarin** und besser noch die Blütenblätter der **Wildrose**. Aus diesen Kräutern macht man einen Aufguss von zwei Liter Wasser, denen man eine kleine Menge von jeder dieser Pflanzen beigibt und fünf Minuten ziehen lässt, am besten zugedeckt.

**Salbei** und die Rinde der **Silberweide** sind ebenfalls sehr wirksam bei Kopfschmerzen, deren Ursache oft die Verstopfung ist. Deswegen machen viele unserer Leute vom Land von entschlackenden und abführenden Pflanzen Gebrauch wie **Malvenwurzel**, **Veilchenblüten**, **Flachsseide** und **Wegwarte**, und augenblicklich lässt das Kopfweh nach.

Laut meines Freundes Gonzalo aus Sardina (Gran Canaria) ist gegen solche Beschwerden eine abgeschälte **Maisrispe**, in leicht gesalzenem Wasser gekocht, eine hervorragende Arznei, von der man drei Glas am Tag trinkt.

Bei mehr als einer Gelegenheit habe ich feststellen können, wie Umschläge aus **Majoran**, **Kleie** und **Essig**, und andere Male aus **Kohlblättern** und mit kaltem Wasser angerührter **Tonerde**, auf den Leib gelegt, die Hitze aus Magen und Darm absorbierten und selbst den härtesten Schädel entlasteten.

Und zuletzt möchte ich raten, es mit dem Genuss von ölhaltigen Trockenfrüchten wie Wal- und Erdnüsse, Pistazien usw. nicht zu übertreiben, denn oft wirken sie kongestiv auf den Kopf. Dagegen sollte man, und zwar reichlich, **Möhren**, **Rettiche**, **Radieschen**, **rote Bete** und **weisse Rüben** essen, denn sie stärken das Hirn und machen die Gedanken klar.

# *XII. SCHMERZ, RHEUMA, ARTHRITIS*

Würden wir eine Umfrage durchführen um herauszufinden, wieviele Menschen an irgendeiner Art mehr oder weniger chronischer Schmerzen leiden, sei es Lumbago (Hexenschuss), Rheuma oder unbekannter Ursache, so würde daraus sicher eine endlose Zahl werden.

Eines der ältesten schmerzstillenden Rezepte bekam ich von Juanito, einem Ziegenhirten aus Guayadeque (Gran Canaria), der, obschon bereits hochbetagt, noch gesund und kräftig ist. Sein Heilmittel besteht aus schwarzem **Schluchtsand**, den man in einer Pfanne erhitzt und, in ein Tuch gepackt, auf die schmerzende Körperstelle legt. Auch kann man statt Sand **grobes Meersalz** verwenden, das Resultat ist dasselbe.

Andere Berghirten wie Ramón Quintana verwenden **Hammeltalg** und **Rosmarin**, um sich damit einzureiben wenn ihnen die Knochen weh tun, oder sie machen von den angewärmten Blättern des **Feigenkaktus** Gebrauch.

Ein gutes Hausmittel, das man für Notfälle bereit haben sollte, besteht darin, dass man eine grüne oder bernsteinfarbene Glasflasche mit einem Liter 96prozentigem Alkohol füllt, dem man drei Zweigchen **Rosmarin**, sieben kleine **rote spanische Pfefferschoten** und drei **Kampferkügelchen** beigibt. Dieses Gemisch lässt man vierzehn

Tage stehen und schon haben wir das Einreibemittel, um mit einem darin getränkten Wattebausch irgendwelchen chronischen Schmerz zu lindern.

Die kanarische Pflanze, “die Gold wert ist”, das ist die **Grannen-Withanie**, bei uns *oroval*[1] genannt und wohl die meisterwähnte und beliebteste unter den Kräuterkennern der Inseln. Ihre Wurzel, Blätter und Rinde haben schon bei allen möglichen Schmerzen Erleichterung verschafft, sowohl als Heiltee getrunken wie auch in Form von warmen Bädern, wozu man den Saft der ganzen Pflanze nimmt[2].

Weitere, wegen ihrer Reichhaltigkeit an Salizylsäure wertvolle pflanzliche Arzneimittel sind die **Rinde** der **Silberweide**, **Birke** und **Pappel**, der **Sellerie**, das Rhizom des **Veilchens** und der **Thymian**. Jede dieser Pflanzen, zehn Minuten lang gekocht, lindert rheumatische Schmerzen.

Hat man sich durch Aufschlagen oder Anstossen wehgetan oder hat irgendwo einen blauen Flecken, dann legt man am besten kalte **Umschläge** aus **Wasser**, **Essig** oder **Eis** auf die betroffene Stelle. Früher griff man in solchen Fällen auch zu Kupfermünzen oder metallenem Kochgeschirr, dessen Kühle der Entzündung entgegenwirkte.

**Kohlblätter** oder die Blätter der **Rizinuspflanze**, mit **lauwarmem Öl** bestrichen, eignen sich wunderbar zum Massieren, wenn Magen, Nieren und Rücken schmerzen. Aber es gehört auch dazu, dass wir diese Rezepte unserer Vorfahren vorurteilsfrei und in gutem Glauben anwenden, wenn ihre heilenden Kräfte tatsächlich wirken sollen.

1. oroval: von *oro* = Gold, *valer* = wert sein. (d.Ü.)
2. Von der Verwendung der Wurzel des *oroval* ist abzuraten, da es sich un eine vom Aussterben bedrohte Pflanze handelt. (d. V.)

Bei Verstauchungen oder Verrenkungen können wir zu **Blätter** und **Stengel** von **Schwarzwurz** oder **Zungenfarn** greifen und sie als Kompresse auf die verletzte Stelle legen.

Wie Meister Chano sagt: “Lieber ein unbequemes Mittel zur rechten Zeit als ein unbequemes Leiden fürs ganze Leben”.

## *XIII. MAGEN UND VERDAUUNG*

Wer hat nicht schon einmal an irgendwelchen Magenbeschwerden, Verdauungsstörungen, Sodbrennen, Blähungen usw. gelitten?

Auch die einstigen Urbewohner der Kanarischen Inseln, so eigenartig das scheinen mag, waren von Verdauungsbeschwerden betroffen, die sie mit zerlassenem **Ziegenfett**, **Molke** und zerstampftem **Farnkraut** linderten, indem sie dieses Gemisch auf die Magengrube legten.

Die in unserer modernen Zeit so häufigen Aufregungen, Nervenproben und starken Emotionen, die uns auf den Magen schlagen, waren auch in der kanarischen Gesellschaft Anfang der zwanziger Jahre keine Seltenheit. Noch gibt es manche von jenen geschickten Menschen, die den "Knubben" -den gestörten Magennerv - wieder in Ordnung zu bringen wissen. Mit dem **warmen Öl** von **Raute** oder **mexikanischem Teekraut** massieren sie dem Kranken den Leib auf nüchternen Magen und legen ihm am dritten Tag ein Pflaster auf.

Das **mexikanische Teekraut** ist wohl das vom einfachen Volk meistgelobte Magenmittel. Gemäss Pepito Quintana, Kräuterexperte von Las Lagunetas (Gran Canaria), wurde es von kanarischen Emigranten aus Mexiko mitgebracht, da es sich um eine bei Verdauungsbeschwerden jeder Art höchst nützliche Pflanze handelt. Angewendet wird sie als Tee, den man in kleinen Schlucken jeweils nach den Mahlzeiten trinkt.

In Sardina del Sur und im Schluchttal von Tirajana (Gran Canaria) schätzt man eher den **gewöhnlichen Andorn** und den **kanarischen Weihrauch (Artemisa)**, zwei ziemlich bittere Kräuter, die man einfach in einem Liter Wasser ansetzt (110 g der jeweiligen Pflanze) und mehrmals am Tag davon trinkt, bis die Magenbeschwerden verschwinden.

Die Berghirten versichern, dass, wenn **Salbei** oder **Bergmargerite** ein Magenleiden nicht heilen, kein Arzt Abhilfe schaffen kann. Gegen Blähungen und Sodbrennen raten sie zu einem Aufguss aus **Fenchel**, **Gartenminze** und **Gliedkraut** (drei kleine Mengen auf eine Tasse Wasser, als Tee eingenommen).

Den Unglücklichen, die an ständigen Magenbeschwerden wie Sodbrennen, Magenschleimhautentzündung oder Magengeschwüren leiden, möchte ich empfehlen, täglich frisches Obst wie **Papaya** oder **Ananas** zu frühstücken, denn diese Früchte sind reich an Inhaltsstoffen, die die Schleimhäute und das Gewebe der Verdauungsorgane regenerieren. Oder was vielleicht noch besser ist: ein Glas **ausgepresster Saft** von **Grünkohl** und **rohen Kartoffeln**. Probieren Sie es, es wirkt garantiert!

**Eichenrinde**, die **Blätter** der **Pappel** und **wilder Majoran** sind ebenfalls unfehlbare Linderungsmittel bei Magendrücken. Aus ihnen macht man einen bekömmlichen Tee, dem man ein paar Tropfen Zitronensaft beigibt.

Man braucht sich keine Sorgen zu machen falls man für ein oder zwei Tage fasten muss, denn ein gereizter Magen ist dankbar für eine Ruhepause, während der wir ihm **Pflanzensäfte** oder **Kräutertees** aus **Kamille**, **kanarischer Bergminze** und **Wegerich** zuführen können.

Wer leicht zu Erbrechen oder Übelkeit neigt, sollte kleine Scheibchen von **geschältem Knoblauch** mit ein bisschen Wasser schlucken.

# *XIV. DARMTRÄGHEIT*

Darmträgheit oder Verstopfung ist das am meisten verbreitete Übel, an dem sowohl Frauen wie Männer leiden. Es ist die Folge von zu träger oder unvollständiger Darmentleerung. Die Tatsache, dass man einmal am Tag auf die Toilette muss, hat noch lange nicht zu bedeuten, dass man nicht an Verstopfung leidet. Es gibt Menschen, die bis zu drei oder vier Tage “zu” sind, und das ist schlimm.

Das ständige Einnehmen von Abführmitteln, weit davon entfernt, dieser Störung Abhilfe zu schaffen, führt mit der Zeit zu chronischer Darmreizung und Darmentzündung, und die Folgen sind ein Degenerieren des Darmes und eine täglich hartnäckiger werdende Verstopfung. Unsere “normale” Toilettenschüssel erschwert die Ausscheidungsfunktion des Darmes, weshalb man eine hockende Haltung (“Froschstellung”) einnehmen sollte, wie es auf dem Land üblich war und noch ist, um das Entleeren des Darminhalts zu erleichtern. Ideal waren die Klos, wie man sie früher hatte, ohne Schüssel.

Um dieses höchst lästige Leiden zu korrigieren, das oft heftige Kopfschmerzen verursachen kann, ist vor allem eine richtige, an Balaststoffen reiche Ernährung wichtig. **Frisches Obst**, **rohes Grünzeug** und **Vollkornprodukte**, **Molke** und **echter Bierlenhonig** kommt all jenen zur Hilfe, die “versperrt” sind.

Antoñito Perera, in Ariñez (Gran Canaria), hat immer viel **Molke** von **Kuh**- und **Ziegenmilch** getrunken und kann sich kaum erinnern, jemals an Verstopfung gelitten zu haben.

**Schrotkleie**, **Leinsamen**, **schwarze Oliven** und **junger Mais** bedeuten eine wertvolle Hilfe, um den trägen Darm in Bewegung zu bringen.

Ein **napffrüchtiges Rübenkraut**, *tebete* oder *cagalerona* genannt, das gewöhnlich in Küstenzonen und Schluchten wächst, ist in Form von Tee ein vorzügliches Abführmittel.

Der **Same** der **Rizinuspflanze** kann ebenfalls als Abführmittel angewendet werden, aber man darf ihn nicht kauen, denn das Innere des Samens ist sehr giftig. Man schluckt die Samenkörner mit Wasser, und so besteht keine Gefahr sich zu vergiften.

Und wenn danach immer noch keine Besserung eingetreten ist, dann sollte man es mit den reifen, orangenfarbigen **Früchten** der **Grannen-Withanie** *(oroval)* oder mit **Flachsseide** (auch Engelshaar genannt) und aus abgekochten **Agavenblättern** hergestellter Gelatine probieren, und Sie werden sehen, welche Erleichterung das verschafft!

Marita, die bei Los Tilos de Moya (Gran Canaria) lebt, hat uns einen Trick für solche Fälle anvertraut: Wer Schwierigkeiten hat, die Speisereste aus dem Darm auszuscheiden, sollte ein grosses Glas **rohen Kartoffelsaft** mit einem Teelöffel **Olivenöl** und einer Prise **Grobsalz** trinken. Wirklich ein fabelhaftes Mittel.

Zur Pflaumenzeit darf man es mit dieser Frucht ruhig ein bisschen übertreiben, der ausgetrocknete Darm wird dafür dankbar sein. Warm gegessen, ist die Wirkung schneller. Eingeweichte dunkle **Trockenpflaumen** sind ebenfalls sehr wirksam bei chronischer Verstopfung.

Die Allermutigsten können auch **Zucker**- und **Wassermelonen** essen und darauf drei Glas Wasser trinken. Die Wirkung bleibt bestimmt nicht aus.

# *XV. FIEBER*

Fieber ist normalerweise eine positive Reaktion des Körpers, die uns darauf aufmerksam macht, dass etwas nicht in Ordnung ist. Die Ursache kann innerer Blutandrang durch Wärmespeicherung, eine Infektion usw. sein. Deshalb ist es nicht ratsam, das Fieber gleich von vornherein unterdrücken zu wollen, sondern man soll vorsichtshalber eine gewisse Zeit abwarten, ob die Temperatur nicht von selbst sinkt.

Viele kanarische Naturheiler raten, den Kopf kühl zu halten. Auch legen sie Wickel aus feuchten Handtüchern um den Unterleib, was die Hitze aus dem Körper vertreibt, denn normalerweise ist das Fieber im Kopf auch von Darmfieber begleitet.

Der allgemein verbreitete Brauch, den Kranken gut zuzudecken und mit einer Wärmflasche an den Füssen, die man mit einem in Essig getauchten Tuch umwickelt, ist durchaus angebracht bei hohem Fieber und hilft, ins Schwitzen zu kommen.

Die Wurzel des **weissen Bartgrases**, **Boretsch**, **Pimpernell**, die **Rinde** des **Kanaren-Holunder** oder **Pfefferminze**, als Tee angewendet, den man 7 Minuten ziehen lässt, sind gute fiebersenkende pflanzliche Mittel. Noch schneller wirkt **Gerstenbrühe** wenn es darum geht, das Fieber aus dem Körper zu vertreiben. Falls notwendig, kann man davon fünfmal am Tag trinken.

Kompressen aus **kleingehackten Zwiebeln**, in einem dünnen, mit kaltem Wasser angefeuchteten Leinentuch direkt auf den Unterleib und unter die Achseln gelegt, sind sehr hilfreich und wirken auf der Stelle.

Solange das Fieber anhält, sollte der Kranke keine feste Nahrung zu sich nehmen, denn das würde ein Zunehmen der Darmtemperatur bewirken. Deswegen ist zu einer aus Flüssigkeit bestehenden Diät zu raten (Kräutertees, Obstsäfte oder Wasser mit Zitronensaft)

Ein weiterer guter Rat eines Heilkundigen der Insel La Palma besteht darin, **Zäpfchen aus Glyzerin** mit **Zypressenöl** (das Zäpfchen mit ein oder zwei Tropfen Öl beträufeln) einzuführen, oder besser noch ein Einlauf aus **Thymian**, **Wasser** und **Olivenöl** (100 g Thymian, ein Liter Wasser, ein Löffel Öl). Ich garantiere, diese Formel funktioniert perfekt.

Ein altes, aus Madeira stammendes Rezept besteht aus der **Schale** einer **halben Zitrone** und **drei Gewürznelken**, was man in einem Viertelliter Wasser erhitzt. Dieses Getränk darf auf keinen Fall gesüsst werden, da sonst das Fieber bestehen bleibt. **Apfel**- oder **Weinessig**, **Zitrus**- und **Sauerfrüchte** sind süssem Obst vorzuziehen.

In Los Realejos (Tenerife) sagte mir eine Kräuterfrau, dass dem Fieber nur mit "kalten" Pflanzen wie **Kanarenampfer**, **Gänsedistel**, **Portulak** oder **Lindenblüten** Einhalt geboten werden kann.

## *XVI. HALSBESCHWERDEN (Heiserkeit, Hals- und Mandelentzündung)*

Die alten Naturheiler meinen, diese Beschwerden seien früher nicht so häufig gewesen, und die vielen Naschereien, Speiseeis und Nahrungsmittel in Konserven standen auch nicht an der Tagesordnung. Von übermässig heissem oder kaltem Essen ist völlig abzuraten, wenn unser Hals gesund bleiben soll.

Das populärste Mittel gegen Halsschmerzen ist wohl das Gurgeln mit warmem Wasser, dem man **Salz** und **Zitronensaft** beigibt und morgens nach dem Aufstehen verrichtet.

In manchen Ortschaften im Norden der Inseln La Palma und Tenerife gurgeln die Leute mit **Essig** und **Honig** und betupfen oder bepinseln sogar die Mandeln mit verdünntem **Kiefernharz**.

Bei sehr starker Heiserkeit nehmen gewisse Inselhirten eine ganze **Knoblauchzwiebel**, von der man nur die äussere Schale entfernt und in einem Viertelliter **Ziegenmilch** langsam auskocht. Die Milch wird vor dem Schlafengehen getrunken.

Wird das Halsweh beinah unerträglich, dann gibt es nichts Besseres als den Saft einer **weissen Zwiebel** und 200 g gut ausgepresster **Kresse** mit einem Teelöffel gemahlenem **Zimt**. Dieses, wenn auch etwas starke Mittel, ist tatsächlich empfehlenswert und von überraschender Wirkungskraft .

Im Fall einer Lymphknotenentzündung, von starkem Anschwellen der Knoten und Schmerzen begleitet, wirkt ein Umschlag aus **angewärmtem Olivenöl** oder **zerlassenem Hammel**- oder **Hühnerfett** wohltuend, das man auf ein Stück festes Papier streicht und mit einem Tuch um den Hals bindet; zum selben Zweck dient auch in Öl getauchte Watte. Manche Leute vom Land geben den Umschlägen noch **heisse Zwiebelscheiben** bei. Eine andere Variante besteht aus dem Auflegen von **Grünkohlblättern**, die man über Wasserdampf oder mit dem Bügeleisen anwärmt .

Aufgüsse aus **Rosmarin**, **Thymian** und **Wegerich** (300 g Kräuter auf einen Liter Wasser) helfen, jeden aufkommenden Eiterherd zu desinfizieren .

Ein anderes gutes Mittel besteht aus **drei jungen Trieben** des **Brombeerstrauches**, einer kleinen Handvoll **Eukalyptusblättern** und einer ebensolchen der **maulbeerblättrigen Brennessel**, was man in einem Liter Wasser mit einer frischen **Zitronenschale** 20 Minuten kochen lässt.

Man sollte darauf achten, die Füsse warmzuhalten, sei es mittels einer Wärmflasche,durch warme Fussbäder mit Grobsalz und gemahlenem Paprika oder auf irgendeine andere Art, denn mit kalten Füssen wird die Gesundung des Halses viel länger auf sich warten lassen.

Ein höchst einfacher Trick, um eine gute Stimme und kräftige Kehle zu haben, besteht darin, die **Blätter** des **Kanarenampferstrauches** zu kauen oder sich mit dem sauren Saft dieser Pflanze den Hals zu massieren.

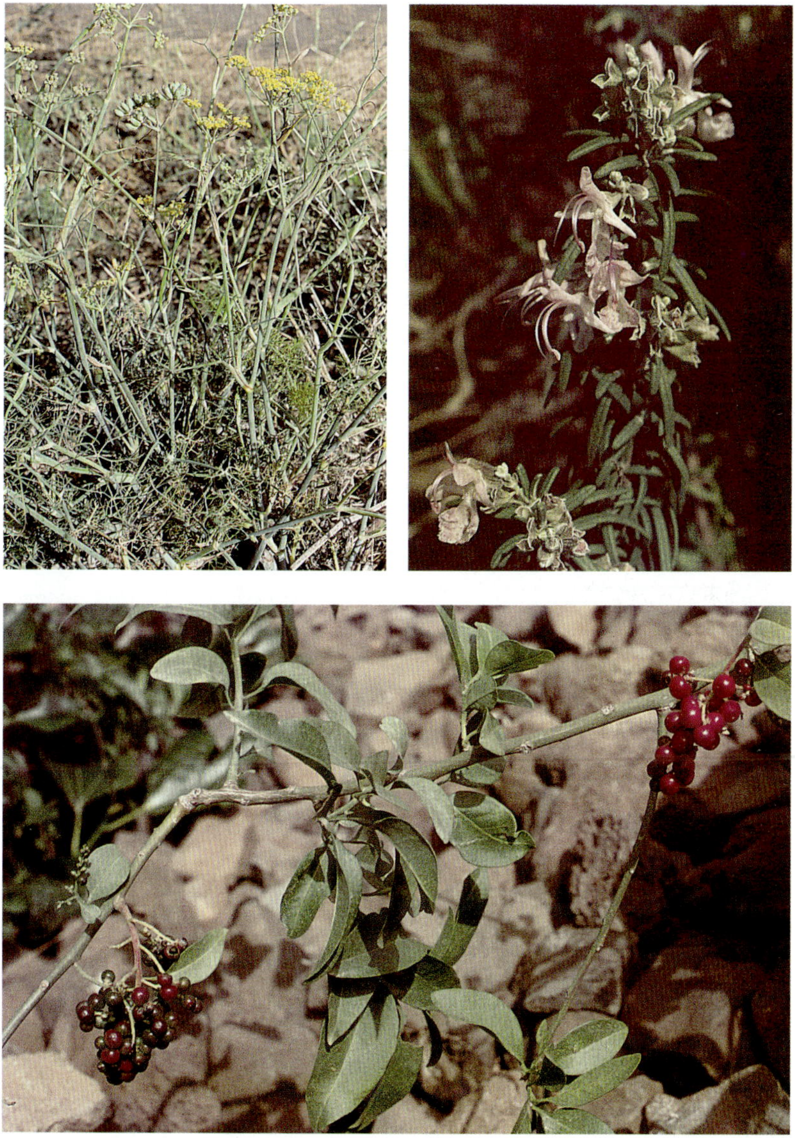

***Wilder Fenchel*, *blühender Rosmarin*** *und* ***Stinkbaum*.**

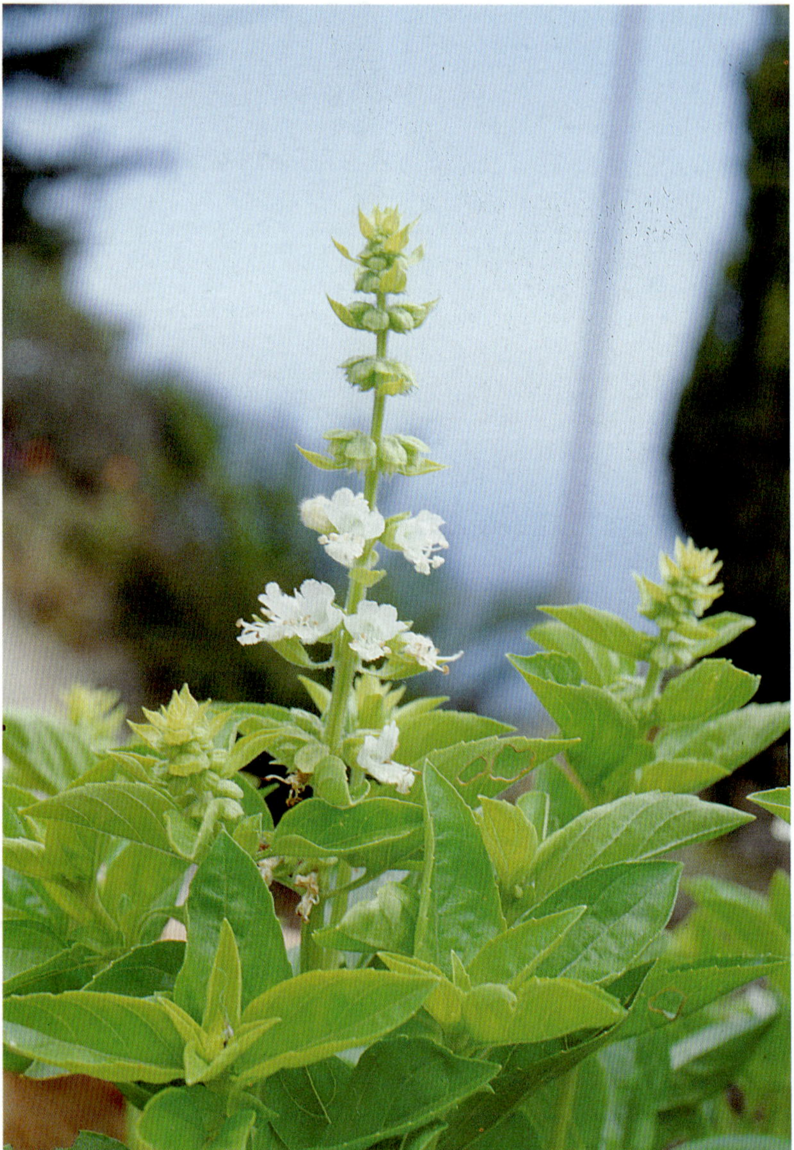

***Basilikum.***

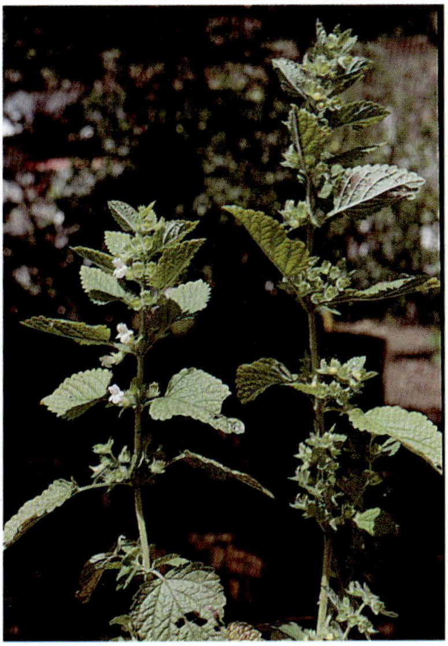

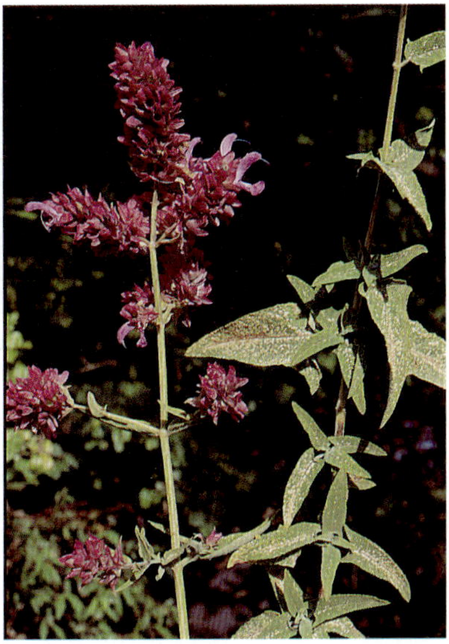

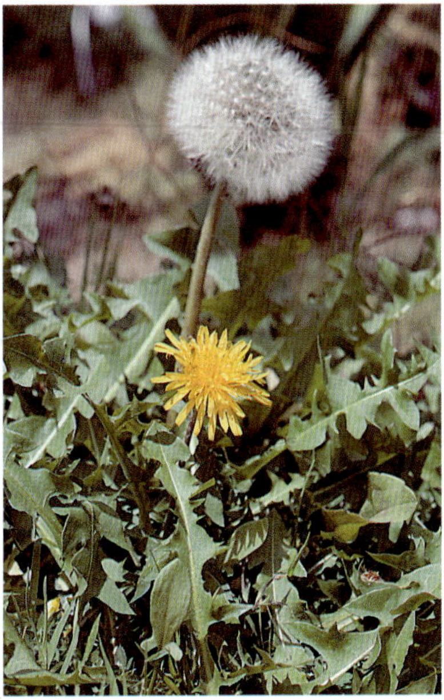

***Melisse**, maurischer*
*oder kanarischer **Salbei***
*und **Löwenzahn**.*

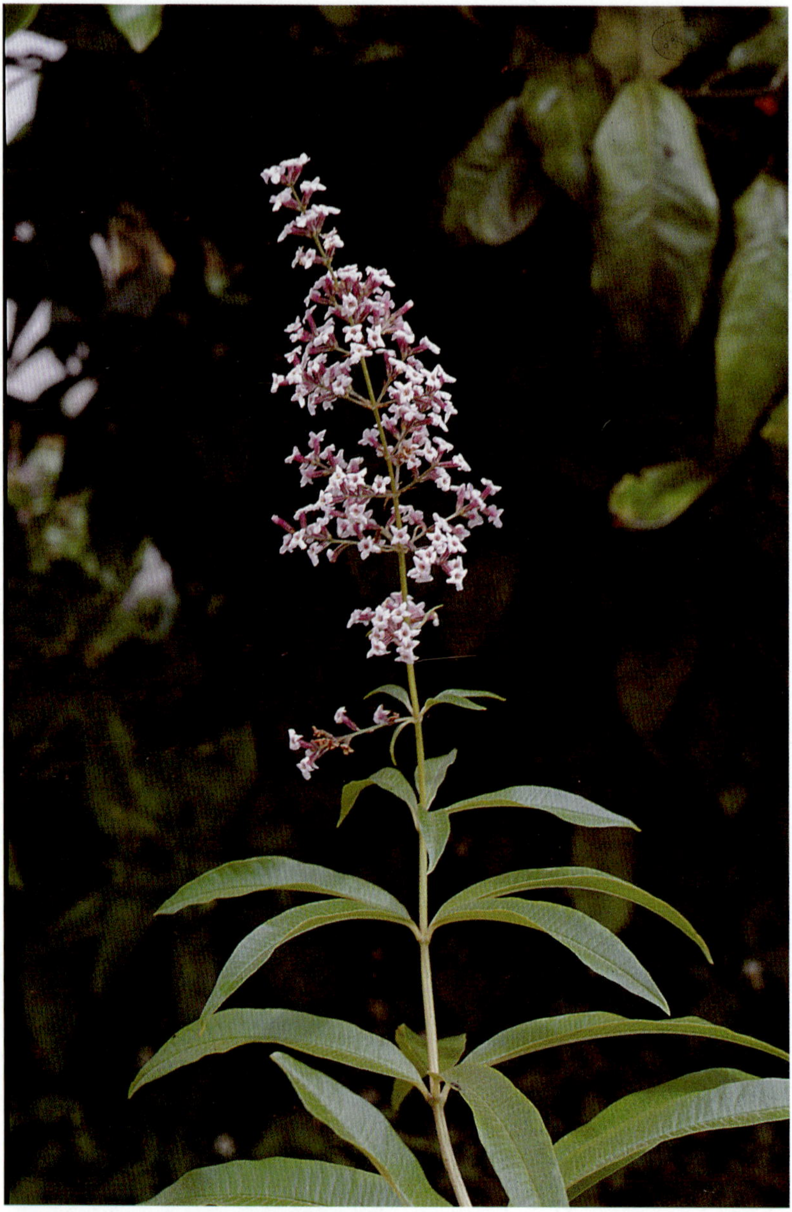

***Zitronenkraut.***

# *XVII. GASTRITIS UND MAGENGESCHWÜR*

Man hört sagen, Magen- oder Zwölffingerdarmgeschwür sei eine Krankheit der Manager und Wirtschaftskapitäne, aber in jeder Gesellschaftsschicht können wir Menschen antreffen, die an diesem unangenehmen Übel leiden: Leute vom Land, Hausfrauen, Sportler usw.

Die zunehmenden täglichen Anspannungen und der aus allen Richtungen des modernen Lebens ausgeübte Druck auf Geist und Seele bewirken eine Überproduktion an Magensäure, erschweren eine gute Verdauung und nehmen uns den inneren Frieden. Man greift zu Bikarbonat oder Verdauungstabletten, die das wahre Übel nie wirklich beheben.

Ein altes Sprichwort sagt, wenn wir den Frieden verlieren, dann verlieren wir das Allerwichtigste unseres Lebens. Wohl deswegen sagt der Bauer vom Land: “Mensch, nimm das Leben säumig, sonst bekommst du ein Magengeschwür”.

Fangen wir damit an, so manche unserer alten Angewohnheiten zu ändern und all jene Dinge, die uns auf die Nerven gehen, als nebensächlich zu betrachten. Entspannen wir uns und lernen wir, langsam und tief zu atmen bis wir spüren, wie die Luft in den Magen strömt. Das wäre der erste Schritt zu einer Besserung.

Als Zweites sei zu beachten, was jeder Naturheiler sagt: Auf pikante Speisen und Aufputschmittel verzichten; keine scharfen Gewürze, kein Feinsalz, Kaffee, Tabak usw. Die

**Papaya**, die auf unseren Inseln wächst, ist das beste Obst, um das geschädigte Magengewebe wiederzubeleben. Essen Sie **Papayas**, auch wenn Sie sie vielleicht nicht allzugern mögen. Die **Ananas** ist ebenfalls eine fabelhafte Frucht, die unserem geschwächten Magen zu Hilfe kommt, aber stets vor den Mahlzeiten, niemals als Nachtich, denn sonst löst sie Fermentation und Blähungen aus.

Der **Saft** von **Grünkohl** und **Rohkartoffeln**, von **Möhre**, **Apfel**, **Quitte** oder **Kaktusfeige** schliesst Magengeschwüre und heilt sie. Dagegen soll man **Zitrusfrüchte** - **Orangen**, **Zitronen**, **Pampelmuse** -meiden, da sie etwas belastend sind und Magensäure produzieren.

Für fortgeschrittene Magenschleimhautentzündung, die in ein Magengeschwür ausarten kann, gibt es einige pflanzliche Mittel wie **Eichenrinde**, die **Blätter** der **Silberpappel**, **Wegerich**, **Kletterefeu**, **Salbei**, **Acker-Ringelblume**, **Verbene** und **Ackermennig**.

Ein Mann aus Fontanales (Gran Canaria) hatte es fertiggebracht, seine drei Magengeschwürde loszuwerden und zwar mit **warmen Umschlägen** aus **Kletterefeu** und **Kohlblättern**, die er sich eine Woche lang jede Nacht auf den Leib legte. Ausserdem trank er jeden Morgen auf nüchternen Magen ein Glas Wasser mit einem Löffel aufgelöster **Tonerde**.

**Polei**- oder **Orangenblütenhonig**, den man in der Gegend von San Mateo (Gran Canaria) kaufen kann, ist eine wunderbare Arznei, um Gastritis zu heilen. Am besten nimmt man den Honig in kleinen Mengen - ein oder zwei Löffelvoll- in Wasser oder Kräutertee. Zuviel Honig könnte einen kranken Magen reizen.

Man darf nicht auf solche Leute hören, die behaupten, mit Rum oder Schnaps oder gar mit Petroleum könne man ein Magengeschwür heilen. Damit macht man sich nur das bisschen gesunden Magen kaputt, das einem noch bleibt.

# *XVIII. BLUTUNGEN*

"Gesundheit liegt im Blut", versichern die ältesten unter den kanarischen Heilkundigen. Ist unser Blut unrein, dann funktioniert der ganze Körper schlecht, und verlieren wir Blut, so verlieren wir die lebenswichtigste Substanz.

In Situationen, in denen äussere oder innere Blutungen auftreten, muss schnell, sicher und sachkundig gehandelt werden.

Manolo, ein Bauer aus Utiaca (Gran Canaria) erzählte mir, dass er sich einmal, als er über einen Stacheldraht sprang, an mehreren Drahtspitzen in den Kopf stach, worauf er stark zu bluten begann. Als erstes holte er **Schlammerde** aus dem Barranco de la Mina und legte sie in dicker Schicht auf die Wunde, bis diese aufhörte zu bluten.

Eine recht populäre Tradition bei den Bauern auf dem Land besteht darin, in Haus und Stall die **Spinnweben** hängen zu lassen und sie nicht wegzuwischen, wie es die meisten Leute tun würden, denn in einem Notfall wie z. B. bei einer tiefen Schnittwunde werden sie als blutstillendes und vernarbendes Mittel angewendet. Und bitte nicht erschrecken, denn sie verursachen keine Infektion, auch wenn sie etwas schmutzig aussehen.

In unserem Archipel steht uns eine beachtliche Vielfalt an Pflanzen zur Verfügung, die zusammenziehende und blutstillende Eigenschaften besitzen und die man kennen sollte für den Fall, dass man eines Tages plötzlich vor einem unerwarteten Problem steht. Die **Raute** mit ihrem starken, charakteristischen Aroma dient zum Stillen von Nasenbluten, wozu man die Blätter zerquetscht und in beide Nasenlöcher stopft. Das **Hirtentäschel**, **Zweige** und **Rinde** des **Haselstrauches**, die **Blätter** des **Schneckenklees**, **Eichenrinde**, **Geranie**, **Mariendistel, Moschuskraut, Blätter** und **Strunk** der **Bananenstaude**, die **Zypresse**, **Harz** und **Stengel** des **Mastixstrauches**, das alles sind sehr nützliche Arzneipflanzen zum Heilen grösserer Verletzungen. Normalerweise verwendet man den ausgepressten Saft oder man zerquetscht die Pflanzen in einem Tuch, das man auf die Wunde legt

Im Fall kleinerer Blutungen oder oberflächlicher Schnittwunden können wir uns mit **Mauerpfefferbalsam**, **Efeublättern**, **Kanarenampfer** oder **Grünkohlblättern** helfen.

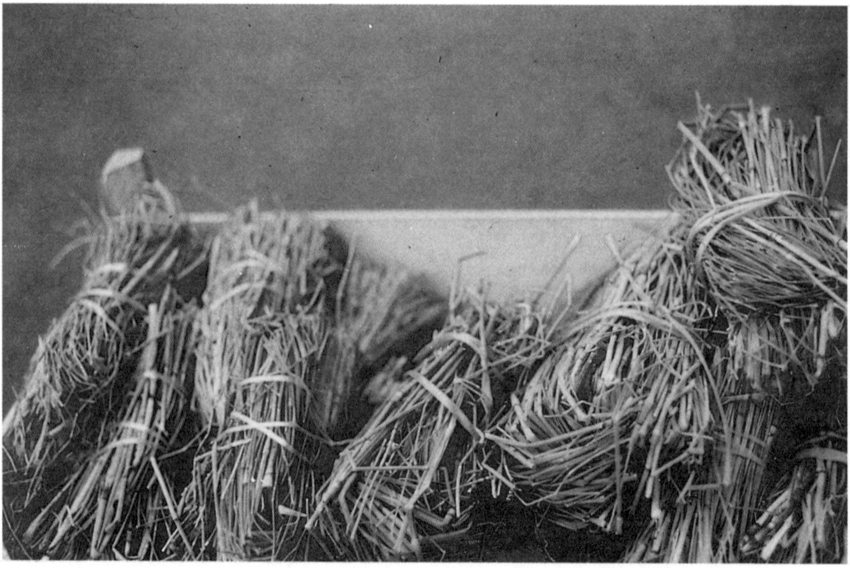

***Zinnkraut**, seine Stengel sind reich an Silicium und dienen zur Stärkung von Knochen und Blut.*

Das **Harz** und der **Saft** des **Drachenbaumes**, "Drachenblut" genannt, wurden auf den Kanareninseln oft zum Heilen von Verletzungen und offenen Wunden des Mundes angewendet; die Früchte des *drago* mit Salz können sogar Zungengeschwüre zum Heilen bringen.

Handelt es sich um innere Blutungen oder blutende Geschwüre, dann sollte man sich auf die ausgekochte Brühe von **Ackerschachtelhalm**, **Wegerich**, **Nussbaumrinde**, **Weidenröschen** und die **Blätter** der **Grannen-Withanie** oder der **Silberpappel** verlassen.

Bei blutigem Erbrechen ist **roher Kohl-**, **Kartoffel**- oder **Möhrensaft** mit ein paar Tropfen **Zitrone** unentbehrlich und hat sich bei so manchen Kranken gut bewährt, die heute wieder vollkommen gesund sind.

Auf einigen Dörfern und Gehöften der Inseln ist es noch immer üblich, zum Blutstillen kleinerer Wunden gemahlenen **Paprika** anzuwenden. **Honig** und **Tonerde** gelten ebenso als ausgezeichnete Mittel von heilender und vernarbender Wirkung.

# *XIX. HÄMORRHOIDEN*

Dieses Leiden ist ein Anzeichen dafür, dass die Blutgefässe der Dickdarmwand erweitert sind. Die Begleiterscheinungen von Hämorrhoiden sind oft Verstopfung, Juckreiz, Unbequemlichkeit beim Sitzen, rotgefärbter Stuhlgang und Blutgerinnsel oder Anschwellung an einer Seite des Afters.

Das **Schöllkraut** ist eine Pflanze, die auf den Kanaren nicht sehr häufig vorkommt. Ihre Blüten sind gelb und enthalten einen speziellen, ebenfalls stark gelbgefärbten Stoff, der als Einreibemittel zum Heilen äusserer Hämorrhoiden dient. Manche Bauern auf Tenerife nennen diese Pflanze "Hämorrhoidenkraut" .

Ein weiteres, bekannteres Gewächs ist der **Kapuzinerkresse** mit seinen roten, gelben oder orangenfarbenen Blütten. Die zerstampften oder zerstossenen Blätter sind von aussergewöhnlicher Heilkraft. Das können viele Leute bezeugen, vor allem arme Landbewohner, die sich nach Verrichten ihrer Bedürfnisse mit Büscheln von Kapuzinerkresse säuberten und rein zufällig entdeckten, dass ihre Hämorrhoiden verschwanden.

Ebenso sind die zerriebenen Blätter von **Wegerich**, **Kanarenampferstrauch**, **Geranie**, **Malve**, **Nussbaum** und die **Zypressennadeln** als Linderungsmittel zu empfehlen. Auch ist bekannt, dass das Fruchtfleisch der Papaya in kurzer Zeit die Hämorrhoiden zum Verschwinden bringt.

Ein alter Mann aus der Gegend von Cazadores (Gran Canaria) erzählte mir, dass es üblich war, den **Saft** des **Rutenkrautes** und die **Milch** von **Tabaiba** und **Feigenbaum** zu mischen und in **Glyzerin** getauchte Watte damit zu befeuchten, um letztere als Zäpfchen bei inneren Hämorrhoiden einzuführen.

Ein ebenfalls gutes und empfehlenswertes Heilmittel sind Sitzbäder in einer Wanne, die man mit einer durch Abkochen von **Malvenblättern**, **Leinsamen**, **Lavendelblüten**, **Bermudagras** und ein paar **Eukalyptusblätern** gewonnenen Flüssigkeit füllt (körpererträglich Temperatur). Besonders Mutige greifen zu Zäpfchen aus kleingehacktem **Knoblauch** mit **Olivenöl** oder **geriebenen Rohkartoffeln**, **Bienenwachs** und **Honig** als hämorrhoidenheilendes Remedium.

Es ist durchaus nicht gut, die Hämorrhoiden auszubrennen oder mit Alkohol ausmerzen zu wollen. Um eine rasche Besserung zu erzielen, verzichtet man am besten ganz und gar auf alkoholische Getränke, Salz, Pikantes und fettes Fleisch. Probieren Sie es mit einer erfrischenden und entschlackenden Diät aus Gemüse und Frischobst (Wassermelonen, Pflaumen, Birnen, Pfirsiche usw.)

Die ausgekochte Brühe von **Ackerschachtelhalm**, **Zwiebeln** oder **Lauch** ist dank des hohen Siliciumgehalts dieser Pflanzen ebenfalls sehr geeignet, um dieses lästige Leiden zu heilen. In diesem Fall dürfen die Zwiebeln scharf sein und stark riechen, denn worauf es wirklich ankommt, das ist die Heilung unseres verlängerten Rückens.

# *XX. DIE LEBER*

Neben Herz und Hirn ist die Leber wohl das wichtigste Organ der Körpertätigkeit und ausschlaggebend zur Gesunderhaltung des Organismus. Sie ist der grosse Filter und Entgifter unseres Blutes und setzt viele körperfremde und schwerverdauliche Substanzen in geläuterte, von unserem Organismus aufnahmefähige Stoffe um.

Heutzutage, und als Folge der zahlreichen Schadstoffe unserer Umwelt (Rauch, Abgase, zu stark chloriertes Wasser, Blei, Quecksilber, Sprays, chemische Farbstoffe, Konservierungsmittel) und einer ganzen Reihe synthetischer Produkte kommt es oft vor, dass man mehr oder weniger an Leberstörungen leidet.

Das populärste und wohl wirksamste Mittel, zu dem ich raten möchte, um eine kranke Leber zu regenerieren, ist der ausgepresste **Saft** der **Kaktusfeige**, von dem man 14 Tage lang täglich ein Glas auf nüchternen Magen trinken sollte. Wer einen besonders empfindlichen Magen hat, kann den Saft mit etwas Wasser verdünnen. Wichtig ist, die Körnchen dieser Frucht mit einem Sieb auszusondern, um eine mögliche Verstopfung zu vermeiden, denn mit Recht heisst es in einem kanarischen Sprichwort: "Kaktusfeigen-, Trauben- und Mandelkern, drei Schlüssel, die schliessen den Hintern gern."

Beinah alle Bitterpflanzen der Distelarten wie die **Artischocke**, **Eselsdistel**, **Karlsdistel**, **Flockenblume** oder

**Bitterdistel** sind hervorragende Leber- und Gallenreiniger. Besonders zu empfehlen sei ein aus **Flockenblume** und **Erdrauch** zubereiteter Tee, den man eine Woche lang auf nüchternen Magen trinkt, um die Leber abzuschwellen und die im Körper angesammelte Galle auszuscheiden.

Oft ist die im Blut angestaute Galle der Grund, weshalb viele Menschen dauernd aggressiv und schlechter Laune sind.

Manche Hirten in Agüimes und Arinaga (Gran Canaria) machen von den gelben Blüten des **Stachelginsters** und von **Bitterorangen** Gebrauch, um Gelbsucht und Leberzirrhose zu lindern. Die **Stachelginsterblüten** können roh gegessen oder als Tee getrunken werden. Diese selben Hirten legen sich die jungen fleischigen Bläter des **Feigenkaktus**, halbiert und in einer Pfanne angewärmt, auf die Lebergegend, so warm wie die Haut es vertragen kann.

**Weisser Bergandorn** und **kanarischer Weihrauch** sind zwei gute Heilmittel bei Lebervergiftungen. Julián, ein Kräuterexperte aus Lomo Magullo (Gran Canaria) erzählte mir, dass man mit diesen Kräutern einer Vergiftung entgegenwirken konnte, welcher die Gäste eines Hochzeitsessens aufgrund von Meeresfrüchten in schlechtem Zustand zum Opfer gefallen waren.

Die wohl hervorragendsten Kräuter für eine vollkommene Gesundung der Leber (z. B. nach einer durchgestandenen Hepatitis) sind Ackermennig und Wasserhanf (auch Hirschklee genannt), die man nach zehnminütigem Abkochen dreimal täglich trinkt. Und vor allem Vorsicht mit alkoholischen Getränken und pikanten Speisen, sie sind die grössten Feinde einer kranken Leber

Heilt man die Leber, so heilt man auch häufig auftretende Zornausbrüche.

# *XXI. ZU HOHER UND ZU NIEDRIGER BLUTDRUCK*

Im kanarischen Klima macht sich oft der Einfluss des Luftdrucks bemerkbar an der Trägheit oder verübergehenden Unlust, sich zu bewegen oder irgendeine bestimmte Tätigkeit zu verrichten. Deswegen werden wir Kanarier manchmal als "aplatanados"[1] bezeichnet.

Nicht selten kann man bei den Menschen hier auf den Inseln eine Neigung zu niedrigem Blutdruck (Hypotonie) beobachten. Vielleicht ist das der Grund für die weitverbreitete und etwas übertriebene Angewohnheit, so viel Kaffee und Schokolade zu trinken. Immer wieder bekommt man zu hören, dass einem ohne Kaffee die Kräfte verlassen. Aber weder Kaffee noch andere Anregungsmittel sind die ideale Lösung. Ganz im Gegenteil, sie schaden eher unserer Gesundheit und stimulieren uns auf aggressive Weise, wie Peitschenhiebe.

Um in Schwung zu kommen und tatkräftiger zu sein, könnten wir den Tag schon mal damit beginnen, dass wir eine **rohe Möhre** essen oder **Möhrensaft** trinken. So bleiben wir frisch und munter, wie Tita aus Cueva Grande (Gran Canaria) versichert.

Etwas stark zubereitete Tees aus **Rosmarin**, **Tenerife-Bergminze**, **Ackermennig**, **Bohnenkrau**t und **Süssholz** steigern den Blutdruck, aber man muss diese Tees mindestens

1. nachlässig, träge. (d.Ü).

eine Woche lang trinken. Auch **Gewürznelken** und **Thymian** sind gute Ausgleicher des Blutdrucks.

Eine alte Frau von der Insel La Gomera gab mir ein Rezept, um den Blutdruck zu erhöhen: In einem Liter reinen **Essig** setzt man etwas **Rosmarin**, **Thymian** und ein paar **Gewürznelken** an. Davon nimmt man einen Teelöffelvoll morgens auf nüchternen Magen.

Im entgegengesetzten Fall, also bei zu hohem Blutdruck, sollte man vor allem auf Salz, Kaffee, Alkohol, schwarzen Tee, Kakao, Cola-Getränke und Tierfette verzichten.

Zu den Pflanzen, die eine beachtliche blutdrucksenkende Wirkung haben, gehören **Milzfarn**[2], **Zedratstrauch**, **Baldrian**, **Verbene**, **Melisse**, **Zitrone**, **Olivenblätter**, **Petersilie** und **Kopfsalat**.

Wie man sehen kann, steht uns eine grosse Auswahl an Pflanzen zur Verfügung, aus denen man, entweder miteinander kombiniert oder getrennt, einen wohlschmeckenden Tee zubereiten kann.

Und hier ein geheimes Rezept von einem berühmten Naturheiler, dessen Namen ich nicht erwähnen soll. Es handelt sich um etwas höchst Einfaches: Man kocht eine **Lilienwurzel** (25 g auf dreiviertel Liter filtriertes Wasser) 15 Minuten auf kleiner Flamme und lässt die Flüssigkeit dann gut zugedeckt eine halbe Stunde ziehen. Davon trinkt man jeweils dann ein Gläschen, wenn man glaubt, es nötig zu haben. Auch empfiehlt er Fussbäder, in deren Wasser man drei **Knoblauchzehen**, eine Handvoll Blüten des **Schwarzginsters**, ein Zweigchen **Petersilie** und eine **Maisrispe** ausgekocht hat.

2. Auch Hirschzunge genannt, wird wegen der grossen Heilkraft nur in kleinen Mengen angewendet. (d.V.)

# *XXII. HAUTPILZ, PARASITEN, SCHÄDLICHE INSEKTEN*

Oft fällt einem auf, dass bestimmte Menschen besonders anfällig sind für Pilzkrankheiten und Parasiten oder leicht von Stechmücken, Flöhen und sonstigen Insekten gestochen werden. Im allgemeinen haben solche Personen geringe Abwehrstoffe im Blut und eine schwache Leber. Deswegen sollten sie mit viel Obst und Salat ihr Blut entschlacken und stärken.

In der Gegend von Bañaderos (Gran Canaria) lebt ein alter Fischer, der so gut wie alle Insektenstiche mit zerkautem Tabak heilt, den er auf die wunde Stelle legt. Auch rät er, zum selben Zweck in Essig eingeweichte Zitronenschale anzuwenden.

Bekannt ist, das **Speik** (Lavendel), **Thymian** und **Oleander**, mit **Essig** befeuchtet, Schnaken und Flöhe vertreiben. Ein allgemein bekannter, insektenverscheuchender Trick besteht darin, in der Wohnung eine Basilikumpflanze zu halten, vor allem in den Schlafzimmern, und damit ist man die ganze Nacht ungestört vor Fliegen und Stechmücken.

Um Läuse, Zecken und andere Parasiten zu bekämpfen, kann man sich so mancher Kräuter bedienen wie z. B. **Knohlauch**, **Kanaren-Beifuss** (das Haar mit Beifussaufguss waschen), **Raute**, **Schwarzwurzel**, **Schwarzginster**, **Königskerze**, **Majoran**, **Eukalyptus**, **Geranie** oder

**Rosmarin**. Man kann sie sogar zum Räuchern benutzen und so das unerwünschte Viehzeug fernhalten.

Mit **Rautensaft** und etwas **Wasser** und **Zitrone** kann man abends Türen und Fenster besprühen, und mit Sicherheit wird uns kein Insekt belästigen.

Señora Fefa aus Arucas (Gran Canaria) kennt ein altes Mittel gegen Spinnenstiche. Sie heilte sich mehrmals mit **Feigenbaumasche**, der sie **Spinnfäden** oder **Spinnweben** untermischte.

Wenn sich eine Zecke an die Haut haftet, kann man sie mit einem **Streichholz** oder einer **angewärmten Stecknadel** entfernen oder sie durch Auftragen von **Vaseline** oder **Öl** ersticken.

Hautpilz, den wir uns beim Baden oder Duschen an wenig hygienischen Orten zugelegt haben, kann man mit dem Sud **ausgekochter Zwiebeln, Schachtelhalm** oder **Zwerggänseblümchen** (ein Weg- und Brachfeldkraut) loswerden.

Und was tun gegen Kakerlaken? Diese lästigen Tierchen verlassen endgültig das Haus, wenn wir in eine Ecke ein **Salatblatt** legen, auf das wir etwas **Backhefe** oder **gemahlenen Rizinussamen** tun. Probieren Sie es!

Ein weiterer Vorschlag wäre, **Kampferkugeln** in die Schränke zu legen. So bleibt die Wohnung gut geschützt vor Ungeziefer.

# *XXIII. VERGIFTUNGEN*

In fast allen kanarischen Dörfern, durch die ich gekommen bin, hat man mir Geschichten und Anekdoten erzählt von Vergiftungen, die durch Einnehmen toxischer oder körperfeindlicher Substanzen verursacht worden waren.

Ein Fischer von La Gomera hatte stets **Knoblauchzehen** bei sich, denn er versicherte, sie seien das Gegenmittel für jedes Gift oder "böses Viehzeug", das in den Körper eindringt. Genauso wie die eigenartig riechende **Raute**, die zum Einreiben bei Hautvergiftungen dient und deren innere Anwendung in Form von Kräutertee als Gegengift wirkt und alles vertreibt, "was den Bauch quält".

In Santa Brígida (Gran Canaria) lernte ich einen pensionierten Busfahrer kennen, der von seinem Vater, ein hochbetagter Mann von 102 Jahren, verschiedene Rezepte gegen Vergiftungserscheinungen erhalten hatte, vom **Eiweiss** oder **Quark**, um irgendwelcher Art von Säure entgegenzuwirken, bis zur ausgekochten **Rinde** der **glatten Baumschlinge** und **Osterluzei**. Letztere ist mit äusserster Vorsicht zu gebrauchen, da es sich um ein starkes Abtreibungsmittel handelt.

Ein anderer alter Kräuterkenner sagte mir: "Wer zuviel Sardinen speist, im Alter Gräten scheisst." Das meinte er aufgrund einer Intoxikation durch Ölsardinen aus der Dose, die ihn beinah das Leben kostete, und von da an hatte er nie wieder Fisch gegessen.

Der **Schwarzginster** (die Blüten), der **gemeine Andorn** (die ganze Pflanze) und die jungen Blätter des **wilden Kanaren-Ölbaums** sind ebenfalls gute Heilmittel, die man bei Vergiftungserscheinungen als Aufguss trinken soll.

Aus Kuba zurückgekehrte kanarische Auswanderer brachten die Sitte mit, in Scheiben geschnittene Zwiebeln in die Achselhöhle und zerhackten Knoblauch in die Leistenbeuge zu legen wenn die Situation kritisch oder heikel war.

Andererseits gebrauchten die Berghirten zermahlene **Holzkohle** von **Baumheide** und **Kiefer**, die sie sofort mit warmem Wasser in grossen Schlucken tranken wenn sie merkten, dass "Magen und Blut vergiftet waren."

Die Angewohnheit, zu Abführmittel zu greifen oder den Brechreiz auszulösen, vor allem bei Kindern, die sich irgendwelche giftige Frucht in den Mund gesteckt haben, ist nicht gerade empfehlenswert und sollte sich nur auf Einzelfälle beschränken.

Ein sehr gesundes Verfahren, wenn man gerade eine Vergiftung überstanden hat, besteht aus Fussbädern mit **Senf** und den **Blättern blauer Reben**, so heiss wie man es vertragen kann. Auf diese Weise wird der Kreislauf beschleunigt und der ganze Organismus entlastet.

Meister Chano aus Arinaga (Gran Canaria) meint, **Wasser** mit **grobem Meersalz** zu trinken und aufzupassen, "was man in den Mund steckt", sei der beste Rat, um Vergiftungen zu vermeiden.

# *XXIV. DAS GEHÖRORGAN*

Abgesehen von der Verschmutzung der Luft, die wir täglich einatmen, gibt es leider noch eine andere Art schädlicher Verseuchung, und das ist die Lärmbelästigung, die uns in der heutigen Zeit mit unangenehmen, dem Gehör schadenden Geräuschen und Vibrationen stört und bedroht.

Diese gesundheitsschädigenden Einflüsse sollte man ernst nehmen und das Gehör vor dem ständigen Bombardiertwerden allzu starker Geräusche besser schützen.

Wenn Ohrenentzündung oder Ohrenschmerzen auftreten, darf man niemals spitze Gegenstände in das Ohr einführen, auch nicht, um sich die Ohren zu säubern, denn damit kann man eine Infektion des Gehörorgans hervorrufen.

In solchen Fällen träufelt man am besten ein paar Tropfen lauwarmes, auf einem Löffel angewärmtes **Olivenöl** (37°) in das Ohr und tut etwas Watte darauf, die aber nicht zu fest angedrückt werden darf. Sind die Schmerzen sehr stark, kann man warme Umschläge aus **Zwiebel** und **Kamille** auflegen. In ländlichen Gegenden verwendet man auch heute noch das gelbe **Hühnerfett**, das man auf ein Stück grobes Papier streicht und auf das kranke Ohr legt.

In Valleseco (Gran Canaria) gab man mir ein populäres Rezept, um hartnäckige Ohrenentzündungen zu heilen. Man zerschlägt drei **Pfirsichkerne** und lässt sie 24 Stunden in etwas Wasser aufweichen. Die daraus entstehende weissliche

Flüssigkeit gibt man durch ein Stoffsieb und bewahrt sie in einem Fläschchen mit Tropfenzähler auf. Solange die Schmerzen anhalten, träufelt man davon fünf Tropfen am Tag ins Ohr. Die Linderung wird nicht lange auf sich warten lassen.

Eine andere, so gut wie unfehlbare Formel besteht aus **Königskerzenöl**, das man wie folgt herstellt: Von dieser gelbblütigen Pflanze nimmt man etwa 60 g auf einen Viertelliter **Sonnenblumenöl**. Man lässt es 14 Tage an der Sonne stehen, und nach kräftigem Durchschütteln der Flasche gibt man jede Stunde drei warme Tropfen davon ins Ohr, bis der Schmerz verschwindet

Es gibt Heilpflanzen gegen Ohrenentzündung, unter ihnen **Sellerie**, **Liebstock**, **Arnika**, **Grannen-Withanie** und die **Zypresse**, die man nicht nur als heisse Tees trinken kann, sondern man kann sie auch mit Ö1 ansetzen, genauso wie die Königskerze, aber hier werden eingeweichte Blätter, Stengel, Samen und Wurzel verwendet und ein Stück Watte damit befeuchtet.

Andresita aus Fontanales (Gran Canaria) rät zum Auflegen **heisser Kartoffeln** in der Schale, die man mit einem Tuch auf das Ohr bindet. Das ist ein bekanntes und sehr altes Mittel, und von grossem Erfolg. Die **Kartoffeln** kann man mit etwas **Mandelöl** befeuchten, was die Heilung beschleunigt. Bei Mittelohrentzündung darf allerdings keine Flüssigkeit ins Ohr geträufelt werden.

## *XXV. DIE AUGEN*

In einem Sprichwort heisst es: “Aus den Augen, aus dem Sinn.” Zweifellos ist der Gesichtssinn der wertvollste unserer Sinne, und trotzdem misshandeln wir ihn tagtäglich durch Fernsehen, zu starke Lichtquellen, aggressives Lesen und anderem, was unser Sehorgan anstrengt und ermüdet.

Es gibt hochbetagte Menschen, wie Borito aus Telde (Gran Canaria), der mit seinen 92 Jahren kaum künstliches Licht braucht, denn er geht bei Dunkelwerden schlafen, und wenn er lesen will, dann tut er es bei Tageslicht. Borito besitzt kein Fernsehgerät und sieht auch bei seinen Freunden kein Fernsehprogramm, nie hat er eine Brille benötigt und sein Sehvermögen ist ausgezeichnet.

Rohe **Möhren und Radieschen** sind bewährte Stärker müder oder gereizter Augen. Und vergessen wir nicht den jungen, an Vitamin A und E sehr reichhaltigen Mais. Wenn wir des öfteren Mais essen, tragen wir dazu bei, Netzhautproblemen und dem Star vorzubeugen.

Fenchel und wilder Anis sind zwei Pf lanzen, aus deren Samen man einen Aufguss macht, der als Augenwasser dient, um Bindehautentzündung, Gerstenkorn und Augenentzündungen jeder Art zu heilen.

**Kamille**, **Brennessel**, **Raute**, die Blätter des **Schöllkrauts**, **Rosenblätter** und **Grannen-Withanie** (Blätter und Früchte) eignen sich vortrefflich für Augenbäder bei müden und schmerzenden Augen. Es genügen 60 g Blätter, Rinde, Blüten oder Wurzel auf eine Tasse Wasser, das man fünf Minuten sieden lässt.

Die zweifellos beste Pflanze gegen Augenleiden dürfte der **Augentrost** (Vogelkraut) sein. An diesem Kraut reiben sich manche Vögel wie Spatzen und Mauersegler die Augen, wenn ihre Augenlider geschwollen sind und schmerzen.

Eine bekannte Heilerin in Santa Brígida (Gran Canaria) pflegte zu versichern, die **Wurzel** des **Eibisch** sei eine grossartige Arznei für die Augen. Denjenigen, deren Sehkraft nachzulassen begann, legte sie Umschläge mit **Eibischsaft**, **Zitrone** und **Wasser** auf und riet ihnen, **Wacholderbeeren** zu essen. Nach ungefähr einem Monat hatten sie ihre normale Sehkraft wiedererlangt, ohne Rückfälle zu erleiden, und konnten problemlos umfangreiche Bücher lesen, nur nach dem Essen soll man das nicht tun, denn da ist Ruhezeit für die Augen.

Wer sein ganzes Leben lang ein gesundes und starkes Sehvermögen behalten will, sollte auf seine Leber achten, denn sie ist das Organ, das am engsten mit den Augen in Beziehung steht. Irgendwelche Leberprobleme widerspiegeln sich fast immer in den Augen.

Die anormale gelbe Farbe der Gelbsucht oder Hepatitis, tränende Augen, Juckreiz oder Triefaugen machen uns darauf aufmerksam, dass die Leber nicht in Ordnung ist.

Bevor wir daran denken, zum Augenarzt zu gehen, stellen wir erst einmal fest, ob unsere Leber normal funktioniert. Ein Gesundheitstee aus **Mariendistel**, ein paar Monate lang morgens nüchtern getrunken, bringt oft eine entzündete Leber wieder in den normalen Zustand und verhindert eine aufkommende Kurzsichtigkeit.

Ein Hirte aus Lanzarote wusch sich die Augen jeden Morgen mit **Wasser** und **Zitronensaft**, und anschliessend machte er Augengymnastik, indem er die Augen nach oben und unten, nach rechts und links rollen liess.

Und man soll nicht in den Vollmond schauen, das schadet dem Augenlicht.

# *XXVI. DIE GESCHLECHTSORGANE*

Zu den Beschwerden der modernen Frau gehört die Dysmenorrhö oder schmerzhafte Menstruation. Paulina Luis Hernández aus Los Realejos (Tenerife) versichert, dass die Frauen früher viel kräftiger waren, viel mehr aushielten und viele Kinder bekommen konnten ohne Komplikationen. Die Frauen und Männer von heute werden immer schwächer und empfindlicher, meint diese gute Frau.

Glücklicherweise gibt es jedoch für fast alles Abhilfe, und so sollen hier ein paar Mittel für schwierige Regel und starke Monatsblutung genannt werden. Vor allem ist Wärme wohltuend; Wärmflasche für die Füsse und eine Woche vor der Menstruation warme Sitzbäder, in deren Wasser man **Hirtentäschel**, **Sellerie**, **Fenchel** und **Kanarenampfer** (eine kleine Menge von jeder Pflanze) abgebrüht hat. Wer **echten Safran** zur Hand hat, sollte ein bisschen davon dem Aufguss beigeben.

Kräutertees aus **Koriander**, **Verbene**, **Bergminze**, **Raute** und **Petersilie**, jeden Morgen nüchtern getrunken, helfen die Menstruationsschmerzen zu lindern. Die **Rinde** des **kanarischen Wacholderbaumes**, **kanarischer Weihrauch**, **Wegerich** und **gemahlener Kümmel** tragen zur Regulierung der Monatsblutungen bei.

Bei Scheidenentzündung und Scheideninfektion gibt es nichts Besseres als innere Spülungen mit in Wasser aufgelöster **Tonerde** und ein paar Tropfen **Zitronensaft**, oder auch mit dem Aufguss von **Tabakblättern**.

Sind Anzeichen von weissem Ausfluss vorhanden, dann können wir von **Eichenrinde**, **Milzfarn**, **Nussbaum**, **schlingender Ochsenzunge** und **Rosenstrauch** Gebrauch machen und diese Pflanzen in Form von Tee oder zu Scheidenspülungen anwenden.

Bei Syphilis pflegt man zu Heilpflanzen wie **Hagebutte**, **rauher Stechwinde**, **Kaki**, **Baumwollstaude**, **Salbei**, **Kanaren-Holunder** und **Ackerschachtelhalm** zu greifen, entweder roh angewedet oder als Tee.

Eine Heilkundige aus Guanarteme (Gran Canaria) erzählte viel vom Strunk oder Stock der **Bananenstaude**, den man mit Wasser füllt und dieses 24 Stunden darin stehen lässt, um es dann in kleinen Schlucken zu trinken, was viele Geschlechtskranke von der Syphilis heilte.

Weitere Probleme unserer Zeit, die ständig zunehmen, sind Unfruchtbarkeit und Impotenz. Es gibt so manche anerkannte Heilmethoden alter Naturheiler zur Kräftigung der Geschlechtsorgane, wozu **Kreuzsalbei**, **Majoran** und **Pollen** (Blütenstaub) dienen, die man zweimal täglich während 9 Wochen zu sich nimmt. Oder die stachelige Schale der **Rosskastanie**, die, in einem halben Liter Wasser ausgekocht und nüchtern getrunken, "die Natur wieder zum Funktionieren bringt."

Roher **Löwenzahn**, **Endivie**, **Petersilie** und **Glanzrauke** begünstigen eine gute sexuelle Gesundheit.

Den "Apathischen und Lustlosen" steht eine wahre Pflanzenapotheke zur Verfügung, um die sexuelle Tätigkeit anzuregen: **Safran**, **Zimt**, **Paprika**, **Minze**, **Datteln**, **Melasse**, **Bohnenkraut**, **Ingwer**. Wer jedoch in diesem Sinne allzu aktiv ist und seine Gelüste ziegeln will, kann von **Verbene**, **Zedratstrauch**, **Gerste**, **gemeinem Salbei**, **Frauenhaarfarn** oder **Hopfen** Gebrauch machen.

## *XXVII. KALTE, MÜDE ODER SCHMERZENDE BEINE*

Die meisten “modernen” Menschen haben den Kontakt zum Erdboden verloren, dieses gesunde Gefühl, barfuss auf Gras oder Lehmerde zu gehen. Nur wenn sie am Strand sind, können sie sich vom lästigen Schuhwerk befreien und unbesorgt in Sand und Wasser treten.

Drückende Schuhe, hohe Absätze, zu eng anliegende Strümpfe und Socken hindern unsere Füsse an einer gesunden Ausdünstung. Um dieses Problem zu korrigieren, wäre empfehlenswert, hin und wieder im Wald oder auf Wiesen einen Spaziergang mit blossen Füssen zu geniessen.

Für stark schwitzende und dementsprechend riechende Füsse sind warme Fussbäder mit abgekochtem **Salbei** und **blauen Rebenblättern** besonders angebracht und zwar abends vor dem Schlafengehen. Eine andere Lösung für solche Fälle wäre, sich gut zerdrückte **Lavendelblüten** und **Rosmarin** in die Socken zu legen.

Wenn man an müden Beinen leidet ohne sich viel bewegt zu haben, dann gibt es nichts Besseres als die Blätter der **kanarischen Weihrauchstaude** mit ein paar Tropfen **Olivenöl** und anschliessend ein Fussbad zu erträglicher Temperatur. Wer will, kann sich ein paar Weihrauchblätter direkt in die Schuhe legen. Erleben Sie die Wirkung!

Wer dauernd kalte Füsse hat, von unbehaglichem Gefühl oder Krämpfen begleitet, sollte die Ratschläge von Nicasio

Perera aus Tamaraceite (Gran Canaria) befolgen, der Fussbäder mit **Senfblätter** und **-samen**, **gemahlenem Paprika** oder **schwarzem Pfeffer**, zerriebenem **Ingwer** und **Zwiebeln** empfiehlt. Nach 10 bis 15 Minuten packt man die Füsse fest in ein Handtuch ein und legt sich ins Bett. Wem da nicht warm wird!

Die Naturheilerin María aus Guanarteme (Gran Canaria) rät zu Fussbädern mit **Veilchen**, **Spärkling**, **wilden Möhren**, **Oregano** und **Wildhafer** mit ein wenig **Alkohol**, um den Kreislauf der Beine zu stärken.

Wenn sich Schrunden, Hautrisse oder Reibwunden bilden, soll man sie mit etwas **Knoblauch** und **Zitrone** desinfizieren und hinterher die Füsse in Wasser mit reichlich Grobsalz tauchen.

Für eine gute Fusshygiene müssen Socken und Strümpfe so oft wie möglich gewechselt werden, und man sollte, wenn immer möglich, Sandalen tragen. Alle Menschen, die eine sitzende Tätigkeit haben oder stundenlang stehen müssen, sollten sich etwas Zeit nehmen und am Strand auf vom Wasser rundgeschliffenen Steinen oder über Grobkies gehen. Ein Trick für alle, die dazu keine Gelegenheit haben: Man füllt eine flache, etwas grössere Holzkiste mit Kies oder runden Strand- oder Flusssteinen und kann darin seine Fussgymnastik machen. Bald spürt man, wie sich die Beine und der ganze Kreislauf stärken.

Ein alter Freund von mir, der als Auswanderer in Kuba und Puerto Rico war, hatte sich die Angewohnheit zugelegt, ein Stück Magnet in den Schuh zu legen und zwar immer dann, wenn ihn die Füsse schmerzten oder nach langem Gehen müde waren. Ich selbst habe festgestellt, dass diese dicht an die Fusssohle anliegenden Magnete wohltuend wirken und den Blutkreislauf anregen.

# *XXVIII SCHUPPENFLECHTE*

Schuppenflechte ist eine chronische, hautentzündende Krankheit, bei der sich trockene, gerötete Hautschichten verschiedenen Ausmasses bilden, die reichlich mit weisslichen Schuppen bedeck sind

Wer an dieser Krankheit leidet, sollte jede Art von Fritüren, Fette, Zucker und Süssigkeiten (Schokolade) meiden, denn sie alle sind schädlich und machen jedes Hautproblem nur noch schlimmer. Auch soll man auf Zitrusfrüchte (Orangen, Zitronen, Pampelmuse) verzichten. Alkalische Seifen und Haarwaschmittel stören das Gleichgewicht der Haut, weshalb man besser keinen Gebrauch davon macht.

Tomasito aus Mogán (Gran Canaria) heilte sich von einer hartnäckigen Schuppenflechte mit einer Paste aus reinem **Olivenöl** und **Gersten**- oder **Hafermehl**. Jeden Morgen bestrich er sich die betrofenen Stellen mit dieser Paste.

Rohes **Sonnenblumenöl** ist ebenfalls empfehlenswert zum Einreiben der kranken Haut. In Cueva Grande (Gran Canaria) raten die Alten, abgesehen von der Anwendung von **Sonnenblumenöl, viel Kürbis-, Sonnenblumen**- und **Melonenkerne** zu essen (ungeröstet und ohne Salz). Es heisst, zur Pflaumenzeit soll man eine einwöchige Kur machen, während der man ausschliesslich nur Pflaumen frühstückt und das in beachtlicher Menge.

Die Küstenbewohner wissen nur allzugut, dass See- und Sonnenbäder (ohne es zu übertreiben) eine hervorragende Therapie gegen Schuppenflechte sind, und selbst wenn sich jemand aus irgendeinem Grund nicht baden kann, würde es genügen, Kompressen aus **Meerwasser** und ein wenig **Vaseline** auf die Haut zu tun.

Die durch Absieden gewonnene Flüssigkeit von **Akanthus**, **Kapuzinerkresse**, **Braunwurz**, **Stechwinde**, **Eselsdistel**, **Mauerkraut** und **Finger-Hundszahn** (eine Grasart) dient zum reinigenden Waschen der Haut, und zudem können diese Kräuter, mit Ausnahme des Akanthus, auch als Tee eingenommen werden (einmal am Tag), damit sie die Giftstoffe aus dem Blut schwemmen.

Ein weiterer Vorschlag wären Einreibungen mit **Apfel-** oder **Weinessig**, den man mit etwas Wasser verdünnt und damit einmal wöchentlich den ganzen Körper abreibt.

Gemäss Maruca Santana und Pedrito Pérez von der Insel La Palma (letzterer ein Heilkundiger von 98 Jahren) sind **Portulak**, **Marienblatt** und die Blätter des **behaarten Zweizahn**, mit ein wenig **weissem Majoran** und alles zusammen gut zerstossen, ein ausgezeichnetes pflanzliches Mittel gegen Schuppenflechte und Wundrose.

Ein noch nicht sehr altes Rezept gegen stark entzündete Haut besteht aus einer Tinktur von **Knoblauch** und **Spitzklette** in folgenden Mengen: 500 g **frischer Knoblauchsaft**, 100 g **zerdrückter Klettensamen**, 500 g **Glyzerin** und 5 **Nussbaumblätter** (es können auch Walnussschalen sein). Dieses Gemisch wird 30 Minuten lang auf schwacher Flamme gekocht und anschliessend an einem kühlen Ort aufbewahrt. Nach drei Tagen trägt man dieses Präparat behutsam auf die Haut auf und wiederholt es solange, bis sich eine wesentliche Besserung bemerkbar macht.

Die **Aloe Vera** ist eine kleine Agavenart, deren gallertartiger Saft sich sehr gut zur Behandlung von Schuppenflechte eignet.

Und man sollte Leinen- oder Baumwollkleidung tragen und keine synthetischen Stoffe. Die Haut wäre dafür dankbar.

# *XXIX. BRANDWUNDEN*

Es gibt verschiedene Hausmittel, die man bei Brandwunden anwenden kann wie z. B. den dunklen **Eichelsaft** der **Steineiche**, **Rohbaumwolle**, mit **Wasser geschlagenes Öl**, **Bienenhonig**, zerzupfte und in aufgelöstem **Alaun** getränkte **Leinwandfäden**, **geschlagenes Eiweiss** und andere mehr.

Tinita aus Ingenio (Gran Canaria) meint jedoch, bei Verbrennungen zweiten Grades lege man am besten Kompressen aus **zerriebenen** oder **zerquetschten rohen Kartoffeln** oder **Alkohol** und **kaltem Wasser** auf.

Wenn man sich mit siedendem Öl verbrannt hat, dann soll sofort ein Umschlag mit **kleinzerdrückten schwarzen Oliven** (ohne Kerne) zubereitet werden. Das lindert augenblicklich die verbrannte Haut.

Auf den Kanarischen Inseln wachsen zahlreiche brandwundenheilende Pflanzen. Zu ihnen gehören die **Aeonium-Arten** oder **Dachwurz** (Sukkulenten), deren Saft aussergewöhnlich lindernde Eigenschaften besitzt, und auch der **Aronstab** mit seinen balsamischen Knollen und Blättern, sowie der **Mauerpfeffer** und das **Kanaren-Johanniskraut**, aus dem man das **Johanniskrautöl** gewinnt, das fabelhaft ist gegen Sonnenbrand. Wer sich durch Feuer verletzt hat, sollte öfters einen Heiltee aus **Johanniskraut** trinken und auf keinen Fall an die Sonne gehen solange die Brandwunden nicht ausgeheilt sind.

Ein Rezept von der Insel La Palma, das wahrscheinlich aus Portugal stammt, setzt sich aus einem halben Liter **Weisswein**, einem halben Liter **reinem Olivenöl** und 333 g **Goldstaub** zusammen. Dieses Präparat kann unbegrenzte Zeit aufbewahrt und je nach Bedarf angewendet werden, indem man es auf Watte streicht und auf die Brandwunde legt. Gold war früher allerdings wesentlich billiger als heute.

Aus Senegal stammende Afrikaner und Leute aus Venezuela brachten den Kanariern bei, Brandverletzungen mit **geraspelter Kokosnuss** zu heilen, und ich persönlich bin davon überzeugt, dass man damit sehr gute Resultate erzielt.

Bei Verbrennungen ersten und zweiten Grades haben sich als wirksame Linderungsmittel die **Blätter** von **Kopfsalat**, **Weisskohl** oder **Mangold** bewährt, die man mit etwas Olivenöl befeuchtet auf die betroffenen Stellen legt.

**Reines Bienenwachs** und die als Antibiotika wirkenden Pflanzen wie **Thymian**, **Rosmarin** und **Schafgarbe** dienen zum Waschen der Wunden und heilen das geschädigte Hautgewebe. Diese Kräuter lässt man 10 Minuten auskochen, die daraus gewonnene Flüssigkeit wird kalt angewendet.

**Gurke** und **Papaya**, in Scheiben geschnitten, sind ebenfalls empfehlenswert, um verbrannte Haut zu kühlen.

# *XXX. DIE NIEREN*

Wegen des verhältnismässig hohen Alkaligehalts der Erde unserer Inseln hat fast alles Wasser, das aus Ziehbrunnen, Quellen und angebohrten Wasserstollen kommt, einen hohen Grad an Calciumsalzen. Ausserdem tragen reichlich vorhandene Pflanzen wie Kanarenampfer, Kresse, Sauerklee und Spinat dazu bei, die Werte an Oxalate und Phosphate in Erde und Wasser zu erhöhen, so dass Nahrungsmittel wie Gemüse und Milchprodukte und auch die Mineralwasser die Bildung von Nierensteinen und Nierengriess begünstigen können.

Um Nierensteine zu eliminieren, eignet sich am besten ein Gesundheitstee aus **Steinbrech**, eine Pflanze, die an wasserreichen Stellen wächst. Man trinkt dreimal täglich vor den Mahlzeiten eine Tasse von diesem Tee, zu dessen Zubereitung man eine kleine Menge der Blätter 10 Minuten lang sieden lässt.

Die Wurzeln von **Schilfrohr**, **Petersilie** und **Gliedkraut** werden 15 Minuten lang ausgekocht (150 g auf einen Liter Wasser). Davon kann man (kalt oder lauwarm) so oft trinken wie man will und zwar drei Wochen lang. Auch kann man sich gleich im voraus mehrere Liter dieses Tees zubereiten, wozu man dann entsprechend mehr von den Wurzeln nehmen muss.

Es gibt ein sehr altes Rezept aus der Gegend von Valleseco (Gran Canaria), das aus einem Gemisch von **Moosfarn**, **Milzfarn** und **Melissenwurzel** besteht. Man nimmt von jeder Pflanze die gleiche Menge (200 g auf einen Liter Wasser) und lässt sie 13 Minuten sieden. Dank dieses Mittels konnten viele Menschen Nierensteine von der Grösse einer Erbse ausscheiden, die sich aufgelöst hatten.

**Maisbart**, die Blüten der **Baumheide**, **Sellerie**, **Bermudagras**, **Zinnkraut**, **Kanaren-Strauchminze** (Forsskaolea) und sogar **Kirschenstiele** sind alles nierenfreundliche Pflanzen. Im Fall von Blasen-oder Nierenentzündung oder Niereninfektion ist zu empfehlen, viel rohe oder gekochte **Zwiebeln** mit **Aniskörnern** zu essen. Und wenn es sich um einen besonders schweren Fall handelt, kann man zu **Bärentraubenessenz** greifen, von der man 5 bis 20 Tropfen, je nach Stärke des Extraktes, in Wasser verdünnt einnimmt.

Die Nieren mögen Wärme. Deshalb ist es gut, bei Nierenschmerzen Umschläge mit **Salz** oder gekochten **Kartoffeln** aufzulegen und zwar so heiss wie es die Haut vertragen kann. Warme **Gerstenbrühe** und **Kürbiskerne** stärken die Harnorgane.

Und sich bitte nicht auf kalte Flächen setzen!

# *XXXI. STRESS, AUFREGUNGEN, NERVENANSPANNUNG*

Zweifellos zeichnet sich unser Jetzt und Heute durch ein beschleunigtes Tempo und ständige Stresssituationen aus. Weit zurück liegen die Zeiten, als man es noch mit der Ruhe nahm, “al golpito”, wie die Leute in Tejeda (Gran Canaria) sagen.

Als ich einmal einen alten Schluchtengänger fragte, woher er seine Gemütsruhe nahm, mit seinem Stock, seiner Pfeife und seinen beinah hundert Jahren, antwortete er mir: “Sehen Sie, hier in den Bergen wissen wir nicht, was Aufregungen sind, wir sind anspruchslos und kommen mit wenig aus.” Und dann vertraute er mir das Geheimnis an, um in Ruhe und guter Gesundheit zu leben; es war das Rezept seines Grossvaters: “Ziegenmolke und Bienenhonig, Schatten vom Fels und klares Wasser”, damit kann man es aushalten und sich des Lebens erfreuen.

Für uns, die wir in Grossstädten aus Asphalt und Beton leben, wäre es schwierig, die Ratschläge von Borito zu befolgen, denn wenig Ziegenmolke könnten wir auftreiben, aber es gibt andere Mittel wie **Verbene**, **Melisse**, **Orangen-** und **Lavendelblüten**, die man ganz einfach als Tee morgens nüchtern und abends vor dem Schlafengehen trinkt.

Früher war es üblich, kleine Stoffsäckchen mit Lavendelblüten zu füllen und sie unter das Kopfkissen zu legen, was zu einem tiefen und erquickenden Schlaf verhalf.

Wenn es im Haus weinerliche Kinder gibt, die einem die Nerven strapazieren und abends nicht einschlafen wollen, dann soll man, statt sich aufzuregen, eine Handvoll **getrocknete Mohnblüten** oder ebenfalls **getrocknete Kopfsalatblätter** nehmen und daraus einen Tee zubereiten. Diesen Beruhigungstrank kann man allen geben, Kindern und Erwachsenen, die an Einschlafstörungen leiden, und mehr als einer wird dankbar dafür sein.

Gegen Hysterie und häufige Zornausbrüche gibt es nichts Besseres als eine gute Magenmassage (von rechts nach links) mit **Rautenöl**. Dieses selbe Öl wendet man auch dann an, wenn einem der "Schrecken" in den Körper gefahren ist. Man kann es selbst herstellen, indem man drei Zweigchen **Raute** samt Blätter in einer etwas grösseren Pfanne in reinem Olivenöl ausbrät.

Ein Aufguss aus **roten Rosenblättern**, warm getrunken, ist das beste Mittel für diejenigen, die ein schnell aufbrausendes Temperament haben, denn es verschafft innere Ruhe und Ausgeglichenheit. Und sollte es damit nicht genügen, dann hilft ein warmes Kräuterbad. Dazu kocht man **Blätter** und **Blüten** von **Passionsblume** und **Baldrian** - 500 g auf fünf Liter Wasser - und taucht in die Badewanne. Sie werden sehen wie entspannt man danach ist.

# *XXXII. KRAMPFADERN*

Was kann man tun um zu vermeiden, dass schöne gesunde Beine zu einem Bündel von Krampfadern werden?

Krampfadern treten dann auf, wenn Blutkreislaufprobleme bestehen und sich die Venen zu stark erweitern.

So manche hochbetagten Frauen, die an vieles Gehen gewohnt sind raten, nicht allzulange auf der selben Stelle zu stehen. Auch wenn wir durch unsere Arbeit zum Stehen gezwungen sind, so sollten wir uns doch, wenn immer möglich, hinsetzen oder bewegen. Man soll auch keine enganliegenden Strümpfe oder Socken tragen. Kalte Fussbäder mit **Grobsalz** und **Essig** sind eine grosse Erleichterung für alle, die an Krampfadern leiden. Hinterher stets vorsichtig abtrocknen und nicht rubbeln.

Ein alter Totengräber aus Moya (Gran Canaria) stellte ein Krampfadernmittel in dunklen Glasfläschchen her, das aus folgendem bestand: ein Liter **Olivenöl**, sieben zerkleinerte **Zypressenkapseln**, drei Zweigchen **Rosmarin** und drei zerstossene **Knoblauchzehen**. Dieses Präparat wird drei Wochen lang in die Nachtkühle gestellt und dann auf die betroffenen Stellen aufgetragen.

Unsere Urgrosseltern hielten viel auf die Auskochbrühe von **Zinnkraut**, **Zwiebeln**, **Knoblauch** und **Lauch**, um die Venen zusammenzuziehen, besonders bei Krampfadern nach einer Geburt. Heute weiss man, dass diese Pflanzen viel

Silicium enthalten, ein wichtiger Grundstoff für den menschlichen Organismus. Also schadet es bestimmt nicht, wenn man weiterhin davon Gebrauch macht.

Bei schweren Krampfadern ist besonders zu empfehlen, Heiltees aus **Eichenrinde**, **Feldraute**, **Weissdorn**, **Zypresse**, **Rosmarin** und **Arnika** zu trinken. Diese Pflanzen kann man miteinander kombinieren zu einem warmen Tee vor dem Frühstück. Sie wirken auf den Blutdruck und ziehen die Venenwände zusammen.

Auf der Insel El Hierro heilte ein an Krampfadern leidender Fischer beinah vollständig, indem er viel **Ananas** ass und zwei Jahre lang den Saft dieser Frucht trank. Zudem liess er radikal von Rum, Salz, Fritüren und hartem Fettkäse ab, was venöse Beschwerden nur noch verschlimmert.

Seebäder, die “Kerze” machen oder sich täglich 15 Minuten hinlegen und die Beine gegen die Wand hochstemmen, Beine so wenig wie möglich übereinanderschlagen, sind gute Ratschläge, an die man sich in solchen Fällen halten sollte.

Auf die Beine gelegte Umschläge aus **grüner Tonerde** oder **gemahlenem Leinsamen** bringen so manche Krampfader zum Verschwinden.

# *XXXIII. WARZEN, ZYSTEN, HAUTVERHORNUNG*

Wohl jedem ist es unbequem und lästig, etwas Abnormes, Abstehendes oder Wulstiges auf der Haut zu haben. Ein Pickel oder eine Warze im Gesicht gilt als abstossender Schönheitsfehler.

Deshalb kannte man schon von jeher so manche Formel, um solche Fehlbildungen der Haut zum Verschwinden zu bringen. Eine sehr populäre, von Aberglaube umgebene Tradition bestand darin, ein zusammengeknotetes, mit grobem Salz gefülltes Taschentuch an der ersten Wegkreuzung hinter sich zu werfen und dabei zu sagen: "Warzen bring ich, Warzen verkauf ich, hier lass ich sie und entfern mich schleunigst." Das Schlimme an der Sache war, wenn jemand auf den Gedanken kam, das Taschentuch aufzuheben, denn augenblicklich würde er von Warzen übersät sein.

Unsere wohltuende **Süss-Tabaiba** mit ihrem milchigen Saft hilft, alle Arten von Zysten, Warzen und Hornhautbildungen zu heilen. Ein paar Tropfen am Tag genügen, um nach und nach eine Besserung zu erzielen.

Ebenso ist der milchige Saft von **Papaya**, **Feige**, **Milchkraut**, **Schöllkraut (auch Warzenkraut genannt) und bitterem Salat** eine grossartige Naturarznei gegen Hautverhornungen.

Der **Milchsaft** der **Kandelaber-Kaktee** *(cardón)* ist noch wesentlich wirksamer und kann, in kleinster Menge angewendet - ein Tropfen auf der Spitze eines Zahnstochers - die Warzen vernichten. Bei grösserer Menge dieses Saftes kann man die Haut verbrennen oder schwer verletzen.

Ein alter Mann aus Telde (Gran Canaria), der enorme Geschwülste an den Beinen hatte, die ihn sehr quälten, beschloss, es mit dem Milchsaft des *cardón* zu probieren, um sie endlich ein für allemal loszuwerden. Nach und nach verschwanden die Zysten ohne kaum Spuren zu hinterlassen. Dagegen wollte eine Frau auf Lanzarote, die eine Warze am Ohr hatte, diese mit reichlich *cardón*-Milch beseitigen und verlor dabei fast das Ohr. Zum Glück legte man ihr **rohen Kartoffelsaft** auf und das Ohr wurde wieder gesund und sah hinterher genauso aus wie zuvor. Andere Leute verwenden **rohen Knoblauch** zum selben Zweck, aber manchmal bleiben unschöne Narben zurück.

Gegen Zysten oder eigenartige Anschwellungen der Haut empfehle ich ein Rezept von einem Hirten aus Ariñez (Gran Canaria). Es besteht aus einem halbierten, mit grobem Salz gefüllten **Apfel**, den man auf die betroffene Stelle legt, mit einem Heftpflaster befestigt und jeden Tag erneuert. Nach etwa drei Wochen kann man eine beachtliche Besserung feststellen. Die Behandlung wird mit **Ringelblumen** ergänzt.

**Zwiebeln** und die **Knollen** des **Affodill** (ein Liliengewächs) eignen sich ebenfalls sehr gut zum Auflegen bei Zysten. **Zitronensaft** und **Kiefernharz** werden im Tal von Agaete (Gran Canaria) noch immer bei Hautgeschwülsten angewendet, und auch halbierte und angewärmte **Avocadokerne**, die harte Warzen zum Aufbrechen und Austrocknen bringen. Zum selben Zweck dient auch die **weisse Lilienblüte**.

## *XXXIV. ERBRECHEN, ÜBELKEIT, SCHWINDELGEFÜHL*

Normalerweise ist Erbrechen eine Reflexreaktion des Körpers, durch die der Mageninhalt und die "schlechten Humore" ausgestossen werden, besonders dann, wenn eine innere Reizung besteht. Erfolgt das Erbrechen jedoch auf wiederholende und quälende Weise, so muss man nach einem Mittel greifen, das diese Anormalität abstellt und behebt.

Solange der Brechrciz anhält, darf man im allgemeinen keine festen Nahrungsmittel zu sich nehmen, nur **Wasser** allein oder mit etwas **Zitronensaft**, was man in kleinen, aufeinanderfolgenden Schlucken trinkt.

Miguelito, der mit den Kühen aus der Gegend von Valsequillo (Gran Canaria), legte seinen Tieren, wenn sie an anhaltendem Erbrechen litten, Umschläge aus kaltem Wasser auf den Bauch, die er mit wollenem Zeug bedeckte, und danach flösste er ihnen Kräuteraufguss aus **Verbene** und den Blättern des **weissen Guavenbaumes** ein. Dasselbe Verfahren gilt auch für den Menschen, meinte er.

Es ist bewiesen, dass **Salbeiblätter**, die **Schale** der **Guavenfrucht** und die **Rinde dieses Baumes** Brechreiz und Übelkeit beheben.

Übelkeit und das Aufstossen von Galle ist in den meisten Fällen auf Leberstörungen zurückzuführen. Deshalb pflegen solche Menschen, denen es leicht schlecht wird, eine empfindliche Leber zu haben.

**Lauch** und **Rettich** sind gute Naturheilmittel für diejenigen, die leicht zum Erbrechen neigen. **Spargelwurzel**, **Labkraut** (Klebkraut) und **Tausendgüldenkraut** sind leber- und gallenfreundliche Pflanzen, die uns helfen können, dem Übelsein vorzubeugen.

An dieser Stelle möchte ich mein Lieblingskraut gegen Brechreiz erwähnen, nämlich das **Hirtentäschel**, das vor allem auf Ackerböden des feuchten kanarischen Berglandes wächst. Man kann es sogar roh unter Salate mischen oder mit Quellwasser auf schwachem Feuer absieden. Diese Pflanze sollte man mindestens einen Monat lang zu sich nehmen.

Wenn uns beim Reisen leicht schlecht wird, so gibt es einen guten Trick, um der Übelkeit entgegenzuwirken: Man kaut die **Schale** einer **reifen Zitrone** oder lutscht **Gartenminzeblättchen**. Schiffsleute raten, während einer Seereise keine Flüssigkeit zu sich zu nehmen und sich nur auf bestimmte trockene Esswaren beschränken wie z. B. Zwieback und Toastbrot; von Kuchen und sonstigen süssen Sachen soll man ganz Abstand nehmen, denn sie würden auf der Stelle den Brechreiz auslösen.

Schwindelgefühl entsteht manchmal auch durch Probleme des Innenohrs, wo sich eine mit dem Gleichgewichtssinn zusammenhängende Zone befindet. In solchen Fällen ist die Sache etwas heikler und man könnte zu Tee aus **Grannen-Withanie** und **Zitronensaft** raten. Und falls der Arzt damit einverstanden ist, kann man das Gehör mit lauwarmem **Salzwasser** und **Thymian** auswaschen.

Gegen die Übelkeit, die uns manch lästiger Mitbürger verursacht, gibt es allerdings nur Geduld und frische Luft!

## *OBST UND FRÜCHTE*

Abgesehen von der populären **Kaktusfeige** gibt es auf den Kanareninseln viele gesunde Obstsorten, die uns als Nahrung und gleichzeitig auch als Arznei dienen.

Denken wir schon allein an die **Papaya**, eine aus Amerika stammende tropische Frucht mit phantastischen, das Gewebe des Verdauungsapparates regenerierenden Eigenschaften. Diese Frucht ist besonders dazu geeignet, die Cholesterinwerte zu senken, sie verjüngt die Haut, wirkt positiv bei Kopfschmerzen und Verstopfung, bei Gastritis, Gicht, Harnsäure und anderem mehr. Und vergessen wir auch nicht die so vertraute **Banane**, empfehlenswert bei Blutarmut, Schwächezuständen, Ruhr, Darmentzündungen, Rachitis und manchen anderen, weniger ernsthaften Beschwerden.

Dank des günstigen Klimas mit seinen angenehmen Temperaturen gedeihen auf unseren Inseln die verschiedensten Obstsorten für jeden Geschmack, deren Vorzüge und reicher Vitamingehalt einem Grossteil der hiesigen Bevölkerung unbekannt sind.

Zum Glück wird heutzutage immer mehr Obst gegessen, vor allem auch zum Frühstück, denn zu einer ausgeglichenen Ernährungsweise gehört frisches Obst, das uns hilft, jung und gesund zu bleiben.

Die **kanarische Zitrone** mit ihrem charakteristischen Aroma dürfte auf keinem Tisch fehlen, denn abgesehen vom angenehmen Duft, den sie vielen Speisen verleiht, kann man sie als Desinfizierungsmittel verwenden und bei Abmagerungskuren, sie gibt dem Haar Glanz und Kraft, begünstigt die Verdauung und befreit das Blut von Giftstoffen. **Zitronensaft**, am besten mit etwas Wasser verdünnt, ist unterstützend bei Krebsbehandlungen und hilfreich bei Akne, Avitaminose, Erkältungen und Bronchitis.

Der **Apfel** in seinen verschiedenen Sorten und Farben ist wohl die meistbekannte Frucht, von Adam und Eva bis Wilhelm Tell. In den kanarischen Schluchttälern nahe der Berghöhen wachsen verschiedene Apfelbaumarten, deren Früchte uns viele Mineralsalze (vor allem Eisen und Calcium) liefern. Wer einen empfindlichen Magen hat, sollte es mit geschälten oder mit Bratäpfeln probieren. Und die Apfelschalen bitte nicht wegwerfen, man kann sie trocknen und zu sehr schmackhaftem Tee verwenden.

Schon das Sprichwort sagt: "Wo es Äpfel gibt, da kommt kein Arzt ins Haus", vor allem dann nicht, wenn man ihm genau auf den Kopf zielt, würde mein Freund Gregorio hinzufügen.

Bei Entschlackungskuren des Darmes sind **Trauben** zu empfehlen, aber ohne Haut und ohne Kerne. So mancher ist mit einer Kur von **blauen Weinbeeren** von Nervenkrisen und Depressionen befreit worden. Probieren Sie mal **Trauben** mit **frischem Ziegenkäse**, und wer etwas an Gewicht gewinnen will, der denke daran: "Käse mit Trauben lässt an Küsse glauben"!

Andrés aus Santa Ursula (Tenerife) nimmt sich einen Tag in der Woche, fast immer den Sonntag, sowohl im Sommer wie im Winter, und an diesem Tag ernährt er sich ausschliesslich von Obst: Orangen, Birnen, Pfirsiche, Feigen, Guavenbirnen oder Zucker- und Wassermelonen. Und wie beneidenswert dieser gute Mann aussieht.!

# *DIE KAKTUSFEIGE*

Es gibt wohl kaum jemand, der nicht die *tunos*, die **Kaktusfeigen** kennt, die auf den Kanarischen Inseln wachsen. Und wer hat sich beim Anfassen dieser farbigen Früchte nicht schon mal an den Stacheln wehgetan!

Aber sehr wenige Leute wissen, dass der **Feigenkaktus**, auch Nopal genannt, botanisch zur Opuntien-Art gehört und aus Mexiko stammt. Zweifellos handelt es sich um die heilsamste und nahrhafteste der in unserem Archipel eingeführten Pflanzen.

Die enorme Heilkraft dieser **Feigenkaktee**, besonders die der indischen Art (Opuntia dillenii) überrascht uns fast täglich mit positiven Resultaten bei Patienten, die versichern, von unterschiedlichen Krankheiten wie Hepatitis, Gelbsucht, Diabetes, zu hohem Blutdruck, Kreislaufstörungen und anderen mehr geheilt zu sein.

Die Vorzüge des **Feigenkaktus** sind tatsächlich viele. Mit den fleischigen Blättern kann man durch Erkältung hervorgerufene Schmerzen und Entzündungen lindern. Bei Nierenbeschwerden legt man die halbierten, angewärmten Blätter mit ihrem gallertartigen F1eisch auf.

Die **weissen** und **gelben Blüten** dieser Pflanze, als Heiltee zubereitet, dienen zum Auflösen von Gallen- und Nierensteinen. Manche Leute vom Land versichern, dass man auch die roten und orangenfarbenen Blüten zum selben Zweck verwenden kann.

Zwischen den Ortschaften Agüimes und Ingenio (Gran Canaria) leben zwei Ziegenhirten, die oft **Kaktusfeigen** essen und eine beneidenswerte Gesundheit haben. Sie sagen, die rotblühende Feige gleiche Herzrhythmusstörungen aus. Oft lassen sie diese Kaktusfrüchte über Nacht draussen im Freien, aufgeschnitten und mit etwas Honig darauf (kein Zucker) und verzehren sie am nächsten Tag zum Frühstück, um Energie zu tanken für die Arbeit.

Der **Feigensaft**, mit etwas Wasser verdünnt, hat sich bei Fieber und starker Erkältung bewährt. Diesen Saft, durchgesiebt und ohne Kerne, kann man nüchtern trinken als Tonikum für den Hals und bei Verdauungsstörungen. Wer an Blutarmut leidet oder zu starken Blutungen neigt, würde grossen Nutzen daraus ziehen, wenn er öfters mal Kaktusfeigen essen würde.

Und was wäre zu den süssen gelben Früchten dieser Pflanze zu sagen, die, abgesehen davon, dass sie sehr nahrhaft sind und von köstlichem Geschmack, das komplette Nervensystem stärken, besonders bei starkem Stress und durch geistige Überbelastung hervorgerufenen Depressionen.

Und damit noch nicht genug. Die **fleischigen Blätter** kann man zusammen mit **Gemüse** und **Zwiebeln** oder **Knoblauch** dünsten und anschliessend mit **Käse**, **Mais** und **Tomaten** füllen. Wem es so lieber ist, kann sie auch auf dem Grill oder im Backofen braten und diesen leckeren Happen als Zwischenmahlzeit verspeisen, wie man es in Mexiko tut.

Gelobt sei der **Feigenkaktus**, der uns Nahrung, Arznei und Schönheit schenkt!

Mit dem Genuss der roten, kernereichen Feigen soll man vorsichtig sein und es nicht übertreiben, wenn man eine Magenverstimmung vermeiden will.

## *EINIGE NÜTZLICHE RATSCHLÄGE ZUR KORREKTEN ANWENDUNG DER HEILPFLANZEN*

Wenn wir die Ratschläge der Kräuterexperten befolgen wollen, die mit Pflanzentees heilen, dann sollten zumindest ein paar Regeln beachtet werden, damit die Pflanzen auch tatsächlich wirksam sind und ihre optimale Heilkraft beibehalten.

Wer Heilkräuter sammeln will, muss zuerst einmal wissen, in welchen Pflanzenteilen die entsprechenden Wirkstoffe enthalten sind, die man für eine bestimmte Krankheit benötigt.

Bei Regenwetter soll man grundsätzlich keine Heilpflanzen pflücken, auch nicht bei Nebel oder an besonders feuchten Tagen. Die beste Tageszeit zum Kräutersammeln sind die frühen Morgenstunden, wenn sich der Morgentau bereits aufgelöst hat. Verschmutzte und staubbedeckte Pflanzen sind so gut wie wertlos, da man sie, mit Ausnahme der Wurzeln, nicht waschen soll. Auch ist darauf zu achten, auf welchem Boden die Pflanzen wachsen, ob er evtl. durch Müll oder chemische Produkte verseucht ist; auch soll man niemals Pflanzen pflücken, die an Autostrassen oder Fahrwegen wachsen.

Die Blätter werden abgezupft wenn sie noch jung aber vollkommen entwickelt sind,die Blüten, wenn sie sich bereits geöffnet aber ihre Frische noch nicht verloren haben.

Ganze Pflanzen, d. h. die oberirdischen Teile, werden zu Beginn der Blütezeit (Frühling-Sommer) eingesammelt. Die Früchte holt man wenn sie vollkommen ausgereift sind, denn andernfalls wären sie von zusammenziehender Wirkung. Die Wurzeln werden dann ausgehoben, wenn sie kräftig und weitverzweigt sind. Dasselbe gilt auch für Rhizome oder Stengelwurzeln wie z. B. bei Lilien. Die Rinde schält man von Ästen und jungen Zweigen am besten im Frühjahr, denn dann löst sie sich leichter, vor allem von holzigen Stielen und Stämmen.

Das Trocknen der Pflanzen verfolgt keinen anderen Zweck als zu vermeiden, dass Schimmel und den Pflanzen eigene Fermente die Wirkstoffe umwandeln oder gar zerstören. Ausserdem werden durch den Trocknungsprozess schädliche Bakterien und Parasiten vernichtet. Also muss das Trocknen als eine Konservierungsmassnahme betrachtet und nach dem Pflücken der Pflanzen schnell und sorgfältig vorgenommen werden. Das sollte stets an einem schattigen und gut gelüfteten Platz geschehen. Dort hängt man die Kräuter an einer Schnur oder Leine büschelweise kopfabwärts auf. An der prallen Sonne verlieren die Arzneipflanzen leicht ihre wertvollen ätherischen Öle, die in Blüten, Blätter und Samen enthalten sind. Nach guter Durchlüftung ist es angebracht, die Pflanzenbündel mit Zeitungspapier oder Papiertüten zu umhüllen bis sie alle Feuchtigkeit verloren haben.

Man kann auch mit künstlicher Wärme die Kräuter trocknen, aber es muss darauf geachtet werden, dass die richtige Temperatur eingestellt ist.

Und nun stehen uns eine Menge heilender Eigenschaften zur Verfügung, deren korrekte Anwendung ausschlaggebend ist für den Erfolg der Heilkräuter. Hierzu haben die Pflanzenkundigen, wie wir bereits sehen konnten,eine Reihe von Regeln, die, wenn sie nicht richtig befolgt werden, die Wirkung der Arzneipflanzen mindern oder gar annullieren.

Ort und Stelle, wo man sich die Pflanzen holt und auch die Tageszeit, zu welcher dies geschieht, sind nicht für alle Kräuter gleich. So gesehen, gibt es Nacht- und Tagespflanzen, Taupflanzen, Trockenbodenpflanzen, Schatten- und Sonnenpflanzen. Der Mondzyklus sollte ebenfalls berücksichtigt werden, und man wähle vorzugsweise das zunehmende Viertel der Mondphase, um Pflanzen zu schneiden, pflücken und sammeln, und das abnehmende Viertel zum Anpflanzen und Säen. Die Jahreszeit, atmosphärische Bedingungen, Berg- oder Küstenzonen wegen dem Einfluss des Meeres, das alles sind Faktoren, die von all jenen berücksichtigt werden, die auf eine langjährige Tradition im Umgang mit Heilpflanzen zurückblicken können.

Die Art und Weise, wie man eine Pflanze abschneidet, kann ausschlaggebend sein für die spätere Wirksamkeit im Organismus des Kranken. Immer wieder wird geraten, keine Hemmungen zu haben, um mit den Pflanzen zu reden und ihnen liebevolle Worte zu sagen, bevor man sie zu einem positiven Zweck ausreisst oder pflückt. Die Zahl der Blüten, Zweige, Blätter oder Früchte muss manchmal gerade, manchmal ungerade sein, je nach den Umständen. Wurzeln und Rhizome halbiert man, Knollen werden in Scheiben geschnitten. Plastikbehälter sind nicht geeignet zum Aufbewahren der Pflanzen, stets ist Karton oder Glas vorzuziehen (Pappschachteln, Schuhkartons usw.).

Grösse und Farbe der Pflanze sind ebenfalls wichtig, denn oft besteht eine Ähnlichkeit zwischen Körperorgan und Pflanze. So gleicht z. B. das Innere der Walnuss dem menschlichen Gehirn und wird als phosphorreiche Hirnnahrung verwendet, und ein Aufguss aus Nussbaumblättern ist bei

Kopfschmerzen angebracht. Die roten Blütenblätter von Geranien, Rosen und Nelken sind wegen ihrer Farbe gut für Blut und Herz. Die Blätter von Boretsch und gemeinem Andorn werden wegen ihrer luftröhrenartigen, einer Lunge ähnlichen Form zum Reinigen und Desinfizieren der schleimgefüllten Lunge gebraucht. Und so gibt es zahlreiche Wechselbeziehungen zwischen Krankheiten und Pflanzen, und viele Naturheiler, wie Mariquita Generosa aus Juncalillo (Gran Canaria) versichern, dass jedes Kraut, das spontan in einem Garten wächst ohne angepflanzt worden zu sein, eben deswegen dort erscheint, um jemanden von einer Krankheit zu heilen, der dort wohnt.

All diese Eigenheiten gehören zu der dem Magischen und Mysteriösen zugetanen Wesensart eines Volkes, für welches vor allem der Glaube an die Pflanzen und das absolute Vertrauen zum Kräuterkundigen wichtig ist.

# *DIE HAUSAPOTHEKE*

Wollen wir uns an die guten Ratschläge halten, die uns die alten Kräuterexperten für unsere Gesundheit geben, dann könnten wir auch etwas praktischer sein und daheim eine Hausapotheke einrichten mit allerlei Heilmitteln für Notfälle oder unangenehme Überraschungen, vor denen wir plötzlich stehen können.

An erster Stelle würde ich raten, in jedem Haushalt eine Packung **Tonerde** zu haben, egal ob rote, grüne oder braune. Tonerde ist ein sehr wirksames Naturmittel mit hervorragenden Eigenschaften. Sie dürfte nie fehlen, um eine Blutung zu stillen oder eine Wunde zu heilen. Man kann Tonerde auch, mit Wasser angerührt (einen Löffel auf ein Glas) und in kleinen Schlucken getrunken, bei starkem Durchfall anwenden.

Bei Vergiftungserscheinungen ist es ebenfalls nützlich, Tonerde zur Hand zu haben, um sie, in Wasser aufgelöst, als Gegenmittel einzunehmen. **Pulverisierte Holzkohle oder Kohletabletten** sind genauso gute Mittel bei Vergiftungen und lindern die durch Blähungen und starke Darmfermentation entstandenen Schmerzen.

Eine Tinktur aus **Rosmarin**, **Kampfer**, einer **Knoblauchzehe** und ein paar kleinen roten spanischen **Pfefferschoten**, die man in **Alkohol** ansetzt und in einer dunklen Glasflasche aufbewahrt, ist ein ausgezeichnetes Präparat zum Einreiben bei Quetschungen, Prellungen und schmerzenden Stellen (Hexenschuss, Ischias, Rheuma, Arthritis).

Als desinfizierende Pflanzen rate ich, im Haus stets **Thymian**, **Kanaren-Johanniskraut**, **Kiefernsprossen**, **Eukalyptus**, **Schafgarbe**, **Rosmarin** und **Gewürznelken** zu haben, die wie Antibiotika wirken und neben **Knoblauch** und **Zitrone** dann angewendet werden sollten, wenn in einer Wunde, im Hals usw. Anzeichen einer Infektion auftreten (dreimal täglich ein Glas als Kräutertee mit etwas Zitronensaft).

Die getrockneten Blütenblätter des **Klatschmohns** kann man in einer Dose oder Pappschachtel aufbewahren. Wir werden sie brauchen können, wenn wir starken Husten haben oder an Schlaflosigkeit leiden. Gegen Zahnschmerzen sollte man reife **Samenkapseln** der **Zypresse**, getrocknete **Alantblätter** oder **Gewürznelken** zur Hand haben.

**Rautenöl** (eine Literflasche kaltgepresstes Olivenöl mit drei Zweigchen Raute darin) ist sehr nützlich und lindernd bei Brandwunden, Ohrenschmerzen und Magenbeschwerden (den Leib nach rechts mit diesem Öl massieren). Ausserdem ist es ein sehr gutes Mittel gegen Schuppen und trockenes Haar.

Bei Verdauungsstörungen, Koliken oder Sodbrennen sollte man einen Aufguss aus **mexikanischem Teekraut** trinken. Diese Pflanze ist ein ausgezeichnetes Linderungsmittel, das in unserer Hausapotheke nicht fehlen dürfte.

Echter **Wein**- oder **Apfelessig** mit **kanarischem Weihrauch**, **Basilikum**, **Geranie** oder **gemeinem Andorn** hält Schnaken und Flöhe fern und heilt deren Stiche.

Schliesslich sei auch der **echte Bienenhonig** nicht zu vergessen, ein ebenfalls wertvolles Mittel für Erste Hilfe, von dem man bei Verbrennungen, Entzündungen, Erschöpfungszuständen und Hämorrhoiden Gebrauch machen kann.

Und denken wir an die **rohe Kartoffel** als wirksame Hilfe bei eiternden Wunden, Brandverletzungen und Kopfschmerzen.

# *SCHLUSSWORT*

Abschliessend kann ich versichern, dass, was die Existenz des kanarischen Kräuterexperten oder Heilkundigen anbetrifft, keinerlei Anzeichen der Dekadenz zu bemerken sind und seine Rolle auch heute von grosser Bedeutung ist, obwohl manche behaupten, seine Tage seien gezählt. Das traditionelle Empfinden unseres Volkes, die folkloristischen und kulturellen Umstände, in denen wir leben, lassen uns auf die Heilung durch einfache Mittel vertrauen, die, weit davon entfernt, der Schulmedizin Konkurrenz machen zu wollen, eine durchaus empfehlenswerte Ergänzung jener bedeutet, wenn die Umstände es verlangen.

Innerhalb des strikt klinisch-medizinischen Bereiches gibt es viele Spezialisten, die die Anwendung unserer kanarischen Heilkräuter unterstützen und diese verschreiben und vollkommen von deren Vorteile und bewiesener Heilkraft überzeugt sind.

In den letzten Jahren sind in phytopathologischen Labors Deutschlands, Frankreichs und der Schweiz kanarische Pflanzen analysiert worden, und die Resultate sind, was die in ihnen entdeckten Inhalts- und Wirkstoffe anbetrifft, höchst positiv ausgefallen. Der Anteil an Mineralien und Spurenelementen, das Fehlen radioaktiver oder sonstiger schädlicher Faktoren, die hohe Konzentration an Sonnenenergie in unseren Pflanzen hat die europäischen Forscher in

Erstaunen versetzt, und sie wunderten sich über "das Fehlen einer kommerziellen Ausbeutung dieses Schatzes von unermesslichem Wert, den ihr auf euren Inseln habt", laut wortgetreuer Aussprache von Doktor Franco Krämer aus Freiburg.

Zweifellos bedeuten unsere Heilpflanzen ein Naturgut, das Rücksichtnahme und Respekt verdient, denn es verschafft uns nur Vorteile zur Wiederherstellung des gesunden Gleichgewichts unseres Organismus und auch unseres Erdbodens, und deswegen sollten wir diesen Menschen dankbar sein, die schon seit jeher mit Liebe und ohne kleinliche Interessen Heilkräuter anpflanzten und ernteten, diese über Märkte, Strassen und Plätze verbreiteten Kräuterexperten, die uns die besten pflanzlichen Wohlgerüche für jedes Wehleiden anbieten.

Lernen wir von ihnen und beginnen wir schon jetzt damit, alle Möglichkeiten kennenzulernen und zu schätzen, die uns die Arzneipflanzen bieten als Geschenk und Gabe der Natur des unvergleichlichen Kanarischen Archipels.

# *ANHANG*

Nachdem ich mehr als zweihundert Gespräche mit Inselbewohnern zwischen neunzig und hundertvierzehn Jahren geführt hatte - Domingo Santana Expósito, 114 Jahre (Aldea Blanca), Mama Lola, 108 Jahre (El Carrizal), Rosalía Mesa, 105 Jahre (Los Realejos), Lolita Rodríguez, 104 Jahre (Tenteniguada) und viele andere mehr, die es verdient hätten, auf diesen Seiten zu erscheinen -, bin ich zu sehr persönlichen Schlussfolgerungen gekommen, über die wir alle einmal nachdenken sollten in irgendeinem Moment unseres hektischen Lebens, bevor wir in das 21. Jahrhundert eingehen.

Die meisten dieser Hundertjährigen haben sich der Land- und Feldarbeit gewidmet und sind grosse Kenner so gut wie aller Arzneipflanzen, die sie zum Heilen ihrer Familienangehörigen oder ihrer Ziegen und Kühe anwenden. Es sind Leute von eher schlanker Veranlagung und sie meinen, um lange und gesund zu leben, soll man sich nicht den Bauch sondern das Herz füllen. Sie kennen keine Aufregungen und keine Hetze, keine hochfeinen Essgelage, keine starken Medikamente abgesehen von irgendwelchen synthetischen Vitaminen. Sie schreiben das Geheimnis eines gesunden Lebens der guten Laune und Genügsamkeit zu, und sie ernähren sich von einfachen Lebensmitteln wie *gofio*, Gemüsesuppen, verschiedenen Kürbisgewächsen, Rauke, Kresse, Kartoffelsuppe mit Zwiebeln und Knoblauch und etwas Quark oder frischem Käse und Oliven. Sie lehnen verpackte oder künstlich haltbar gemachte Nahrungsmittel ab und solche, die von weither kommen. "Man soll das essen, was da wächst wo man lebt." "Man muss die Kräuter trinken, die hier wachsen", sagen sie mit verschmitztem Lächeln. "Damit genügt es, das versichere ich Ihnen, mein lieber Mann".

Diese Alten pflegten stets früh aufzustehen und bei Dunkelwerden schlafenzugehen, der Sonnenzeit folgend. Fast alle sind viel zu Fuss gegangen, sogar barfuss, mit dicker Hornhaut an den Fusssohlen, die an jedes Gelände gewohnt sind. Weder rauchen sie noch trinken sie Alkohol, mit sehr wenigen Ausnahmen. Wenn es ihnen mal nicht gut ging und sie sich krank fühlten, machten sie von Aufgüssen aus mexikanischem Teekraut, Bergminze, Kamille, Zinnkraut, Nussbaum oder Brennesseln Gehrauch, statt der üblichen Arzneimittel und Spritzen der technologischen Zivilisation.

Keiner von ihnen mag das Fernsehen (es verursacht ihnen Kopfschmerzen), und sie können überlauten Lärm nicht vertragen. Sie schätzen die Gelassenheit und lassen sich von nichts aus der Ruhe bringen. Religiöse Gefühle sind tief in ihnen verwurzelt, sie haben einen starken Gottesglauben, wissen viele Gebete, die sie bei Kranken anwenden, die um ihre Hilfe bitten, und sie gehen regelmässig zur Kirche. Sie sagen, Spiritualität sei notwendig, um die Härten dieser Welt verstehen und ertragen zu können.

Sie alle haben zahlreichen Nachwuchs und meinen, dass Ärger und Sorgen zusammen mit Müssiggang und Untätigkeit das Leben verkürzen und uns vorzeitig alt machen.

Besondere Erwähnung haben Juan Camacho und Chiurrón verdient, zwei Brüder aus Lanzarote, die sich ausschliesslich von geröstetem Gerstenmehl, Kamelstutenmilch und Kamillentee ernährten, wie Torriani[1] in seinen Chroniken berichtet, und sie erreichten ein Alter von jeweils 140 und 137 Jahren. Beide waren hochgewachsen, schlank und kräftig, und sanft und bescheiden.

1. Italienischer Ingenieur, der im XVI. Jahrh. verschiedene Projekte auf den Kanar. Inseln ausführte. (d.Ü. )

# *LITERATURVERZEICHNIS*

JAÉN, José: *Nuestras Hierbas Medicinales*; Ed. La Caja de Canarias, Gran Canaria, 1984

MARIÑO FERRO, José Ramón: *La Medicina Popular Interpretada*; Ed. Xerais, Vigo, 1987

PÉREZ DE PAZ, Pedro L. y MEDINA MEDINA, Inmaculada: *Catálogo de las Plantas Medicinales Canarias*; Ed. Viceconsejería de Cultura y Deportes del Gobierno de Canarias e Instituto de Estudios Canarios de La Laguna, 1988.

*El Metro de Canarias*, Revista de Información General, Ed. LML, Gran Canaria, 1989

# *ILLUSTRATIONEN*
## *Einige kanarische Heilpflanzen*

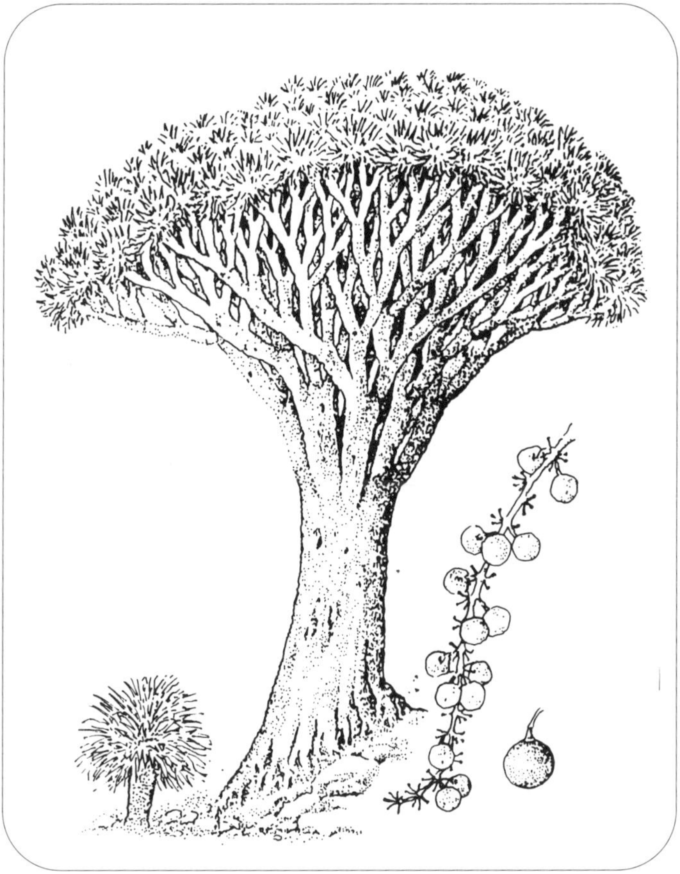

**Drago**: Das "Blut" oder der Saft des Drachenbaumes verwendete man bei Dysenterie (Ruhr) und Blutungen, und äusserlich zum Austrocknen und Heilen von Geschwüren.

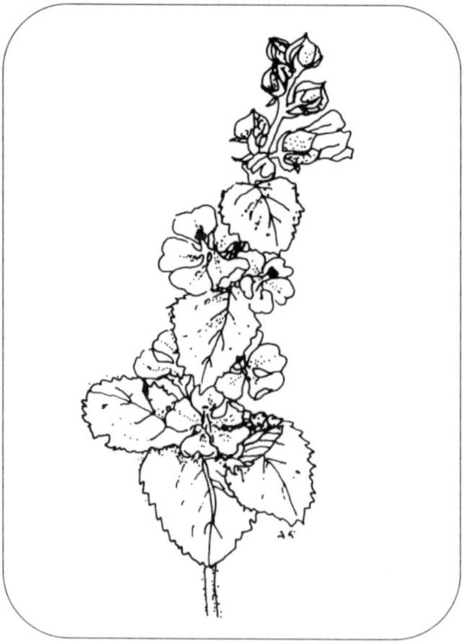

**Eibisch**, eine Pflanze von abführender Wirkung, deren Wurzel sich bei Hustenanfällen und Bindehautentzündung bewährt hat.

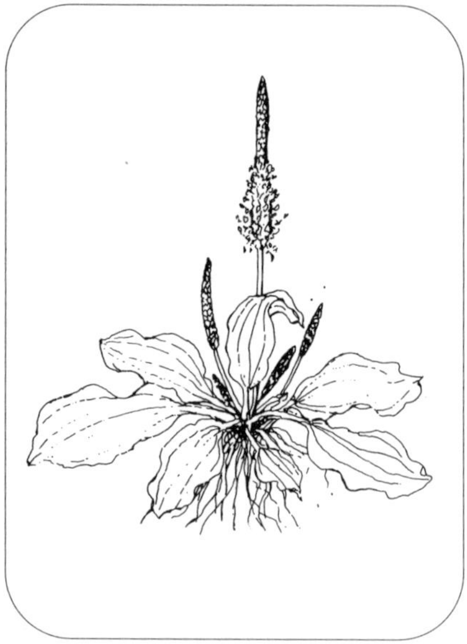

**Wegerich**: Mit diesem, an feuchten Orten wachsenden Kraut konnten manche Krebstumoren geheilt werden.

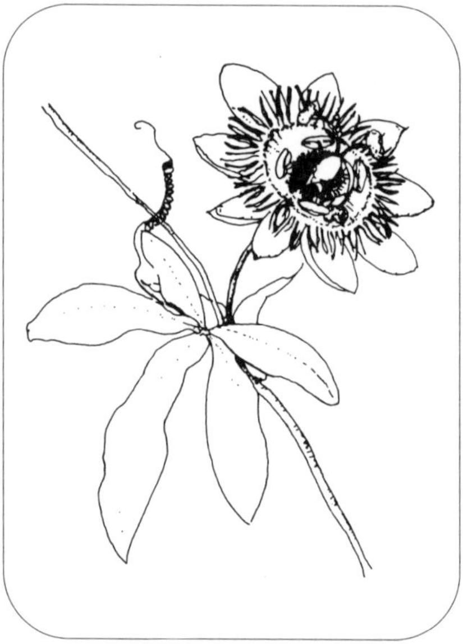

Die **Passionsblume** ist besonders bei Unruhezuständen und nervös bedingten Einschlafstörungen wirksam.

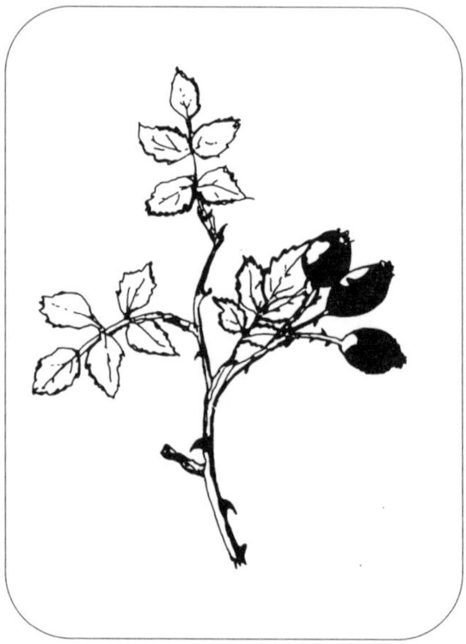

**Hagebuttenstrauch** oder **Wildrose**, eine stark zusammenziehend wirkende, an Vitamin C reichhaltige Pflanze.

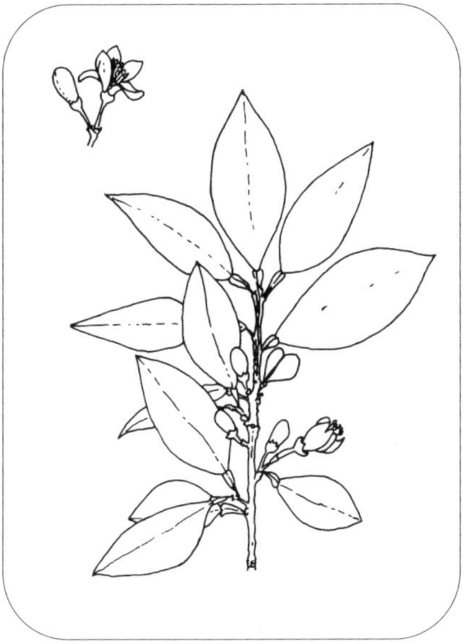

**Orangenblüte**, ein ausgezeichnetes Beruhigungsmittel (genauso wie die Zitronenblüte) bei hysterischen Zuständen.

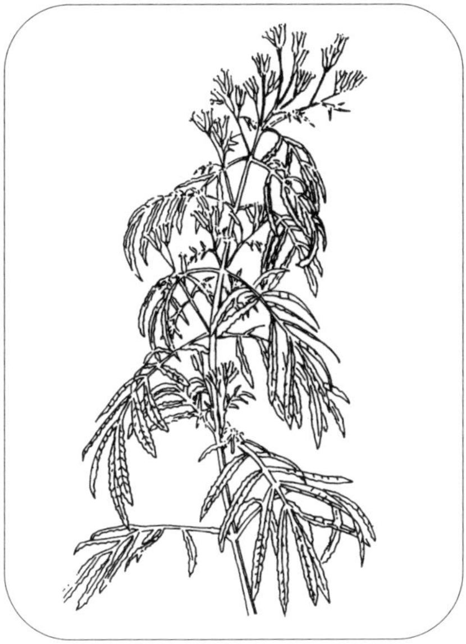

**Zwerggänseblume**, ein Wegkraut, dessen Aufguss sehr erfolgreich bei Hautpilz und Parasiten angewendet wird.

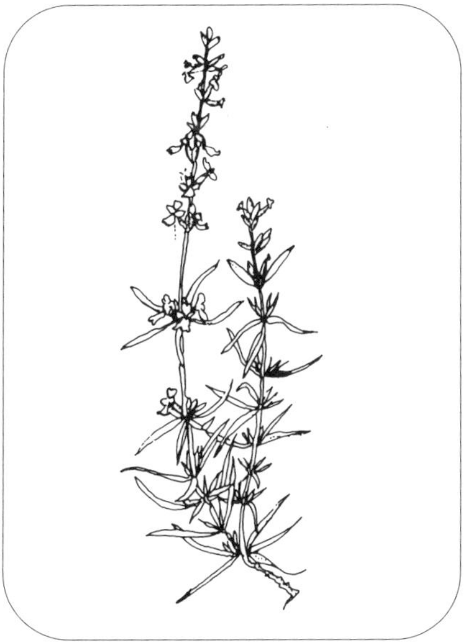

**Lavendel** (Speik): Mit den Blättern füllt man kleine Säckchen, um die Schnaken fernzuhalten und. gut zu schlafen.

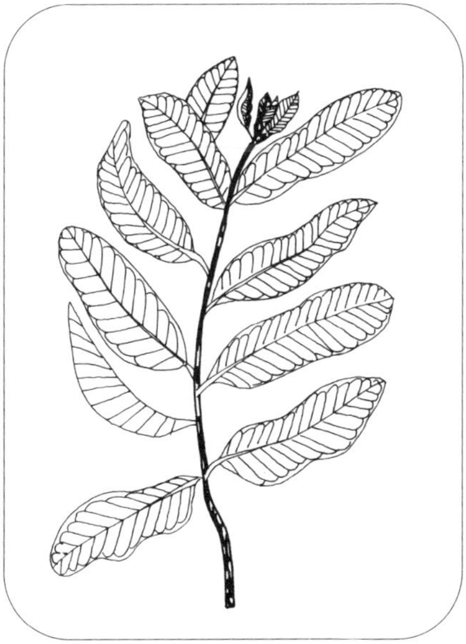

Die Blätter des **Guavenbaumes** sind sehr wirksam bei Durchfall, Brechreiz und Übelkeit.

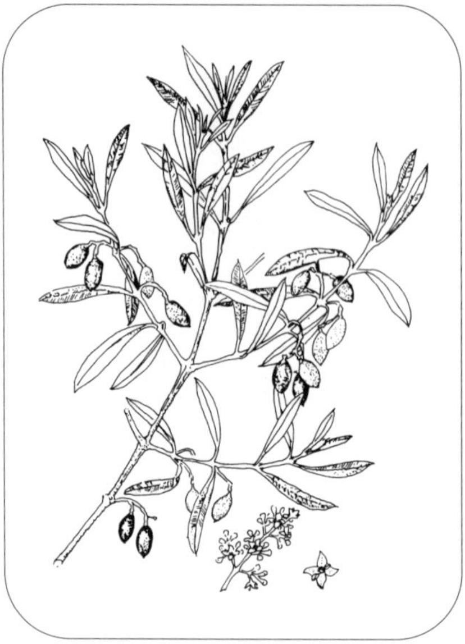

**Wilder Kanaren-Ölbaum**: Die zarten Blätter wirken blutdrucksenkend.

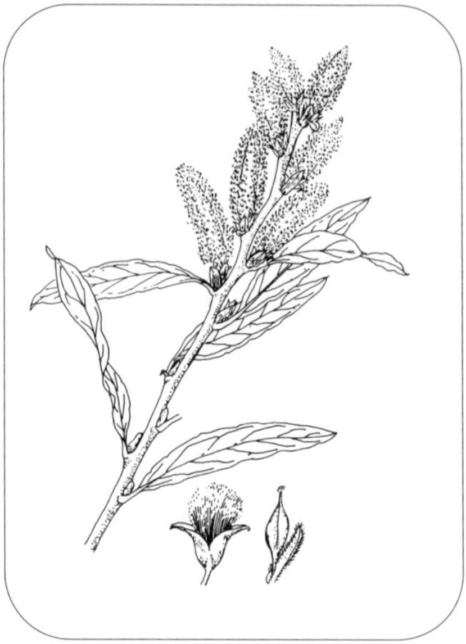

**Weide**: Rinde und Zweige werden ausgekocht und bei Kopfschmerzen empfohlen.

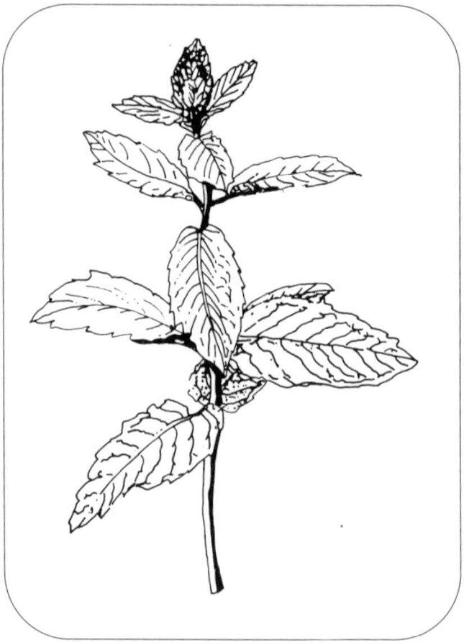

**Minze**: Neben Wasser- und Gartenminze gibt es auf den Kanaren verschiedene Minzenarten, die verdauungsfördernd wirken.

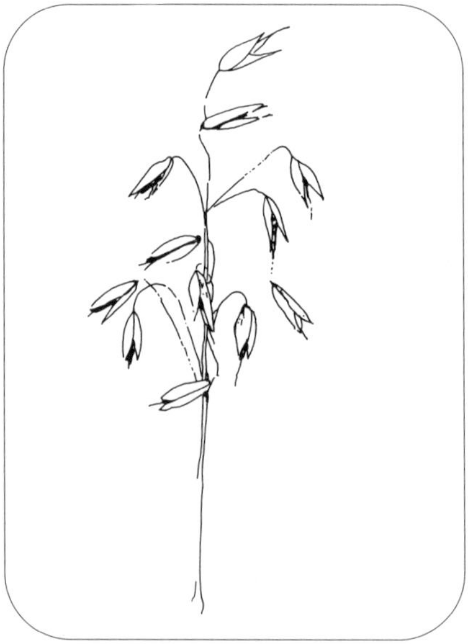

**Hafer**: Abgekochter Hafer ist sehr empfehlenswert, um dem Körper Mineralien zuzuführen und die Nerven zu stärken.

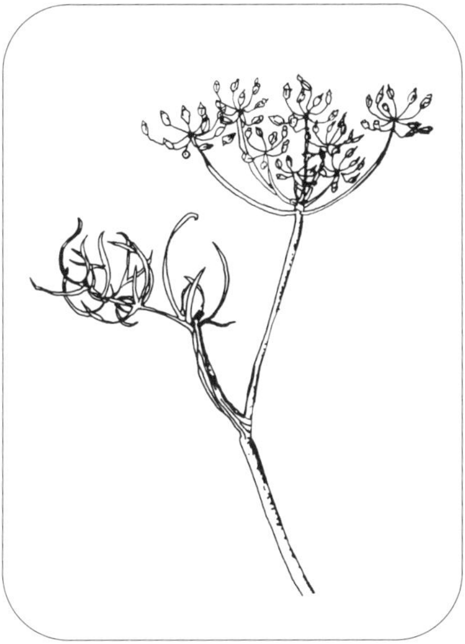

**Fenchel**: Der Samen ist wegen seiner Heilkraft bekannt; wirkt lindernd bei Blähungen und Darmkolik.

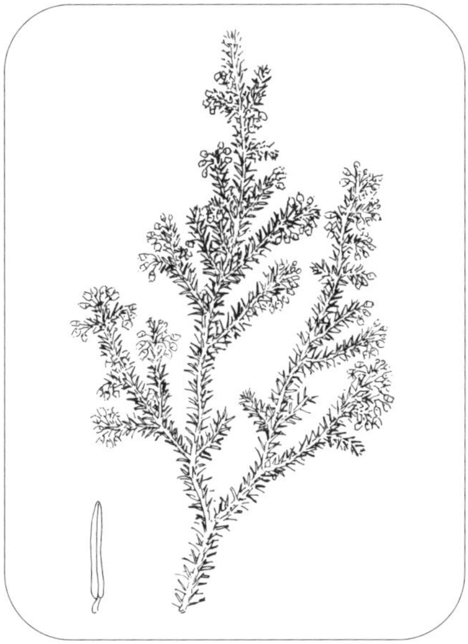

**Baumheide**: Der aus den Blüten zubereitete Tee wird zum Heilen vorn Entzündungen der Harnwege angewendet.

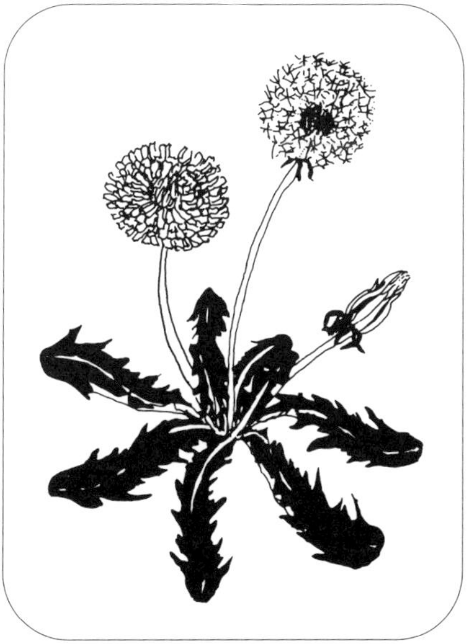

**Löwenzahn**, auch als "Bitterkraut" bekannt. Die Blätter verwendet man roh, um die kranke Leber zu heilen.

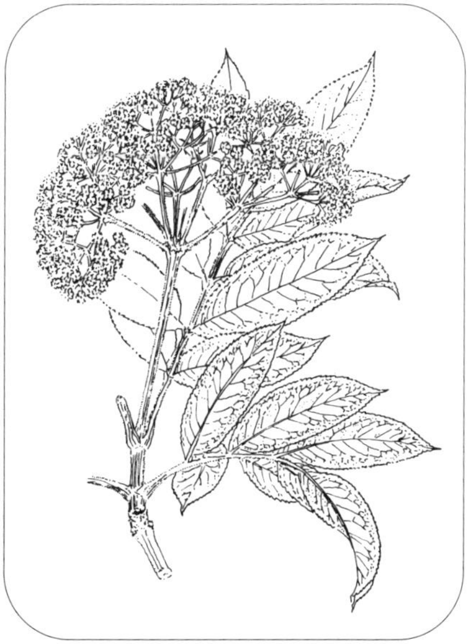

**Kanaren-Holunder**: Die Blüten dieses Strauches dienen zum Gurgeln bei Hals- und Mandelentzündung.

# *PFLANZENVERZEICHNIS*

| | Spanische bzw. einheimische Namen |
|---|---|
| Ackermennig | agrimonia |
| Acker-Ringelblume | alpodadera |
| Ackerschachtelhalm | cola de caballo |
| Affodill | gamona |
| Akanthus | acanto |
| Anis, wilder | anís silvestre |
| Andorn, gemeiner (Taubnesselart) | marrubio |
| Aniskörner | matalahúva |
| Arnika | árnica |
| Aronstab | Oreja de burro |
| Augentrost | eufrasia |
| Baldrian | valeriana |
| Bärentraube | gayuba |
| Bartgras, weisses | cerrillo blanco |
| Baumheide | brezo |
| Baumschlinge, glatte | cornical |
| Baumtabak | nicotina glauca |
| Baumwollstaude | algodonero |

| | |
|---|---|
| Behaarter Zweizahn | amorseco |
| Bermudagras | greña |
| Birke | abedúl |
| Bitterdistel | cardo santo |
| Bohnenkraut | ajedrea |
| Boretsch (Gurkenkraut) | borraja |
| Braunwurz | escrofularia |
| Brennessel | ortiga |
| Brennessel, maulbeerblättrige | ortigón |
| Brombeere | zarzamora |
| Brombeerstrauch | zarza |
| Dachwurz | bejeque (aeonium) |
| Eibisch | malvavisco |
| Eiche, immergrüne | encina |
| Eisenkraut (Zitronenkraut) | hierba santa |
| Endivie | escarola |
| Erdrauch | fumaria, pampina |
| Eselsdistel | cardo de burro |
| Färberdistel | cardo de Cristo |
| Farnkraut | helecho |
| Feigenkaktus | chumbera, tunera, nopal |
| Fenchel | hinojo |
| Finger-Hundszahn (Bermudagras) | greña |
| Flachs | lino |
| Flachsseide (eine Schmarotzerpflanze) | cúscuta |
| Flockenblume | abrepuño, arzolla |
| Forsskaolea ("Mauskraut") | ratonera picuda |
| Frauenhaarfarn | culantrillo de pozo |
| Gänsedistel | cerraja (sonchus) |
| Gartenminze | hierbahuerto |

| | |
|---|---|
| Ginster | retama |
| Glanzrauke (Art Doppelsame) | jaramago |
| Gliedkraut | tedera canaria |
| Golddistel | cardillo |
| Grannen-Withanie | oroval,orobal |
| Hagebutte | escaramujo |
| Hahnenkamm | cresta de gallo |
| Heliotrop | heliotropo, eleutropo |
| Hirtentäschel | bolsa de pastor |
| Hopfen | lúpulo |
| Hornmohn | pitón |
| Immergrün (rankende Ochsenzunge) | vinca, enredadera de lengua de vaca |
| Ingwer | jengibre |
| Johannisbrotbaum | algarrobo |
| Johanniskraut (Kreuzkraut) | hipérico, hierba de San Juan |
| Johanniskrautöl | aceite de hipérico |
| Kamille | manzanilla |
| Kampferstrauch | alcanforero |
| Kanarenampfer | acedera |
| Kanaren-Ampferstrauch | vinagrera |
| Kanaren-Beifuss (Wermut) | ajenjo |
| Kanaren-Berglavendel | mato de risco |
| Kanarenfingerhut | cresta de gallo |
| Kanaren-Holunder | saúco |
| Kanaren-Margerite | hierba Santa María |
| Kanaren-Ölbaum, wilder | acebuche |
| Kanaren-Storchschnabel | alfilerillo |
| Kandelaberkaktus (giftig!) | cardón |
| Kapuzinerkresse | capuchina |

| | |
|---|---|
| Karde | cardo |
| Karlsdistel (Wetterdistel) | carlina |
| Klatschmohn | amapola |
| Klebkraut (Labkraut) | amor de hortelano |
| Klebriger Alant | altabaca, altavaca |
| Kleie | afrecho, salvado |
| Klette | bardana |
| Kletterefeu | hiedra trepadora |
| Königskerze | gordolobo |
| Koriander | cilantro |
| Kresse | berro |
| Kreuzsalbei | salvia cruz |
| Lavendel | lavanda |
| Liebstock | levístico |
| Lilie, weisse | azucena |
| Linde | tilo |
| Löwenzahn | diente de león |
| Lupine (Samen) | chocho, altramuz |
| Mais | millo, maíz |
| Maisbart | barba de millo |
| Majoran | mejorana |
| Majoran, wilder | orégano |
| Malve | malva |
| Mangold | acelga |
| Mariendistel | cardo mariano |
| Mastixstrauch | lentisco |
| Mauerkraut | parietaria |
| Mauerpfeffer | uña de gato |
| Melisse | toronjil |
| Milchkraut (Wolfsmilchgewächs) | lechetrezna |
| Milzfarn | doradillo |

| | |
|---|---|
| Moosfarn | hierba treintanudos |
| Moschus-Günsel | hierba clín |
| Moschuskraut | hierba almizclera |
| Nussbaum | nogal |
| Oleander | adelfa |
| Oregano, Dost | orégano |
| Osterluzei | flor de pato |
| Pappel | álamo |
| Passionsblume | pasionaria |
| Pimpernell | algáfita, pimpinela |
| Pollen (Körner) | polen |
| Portulak | verdolaga, berdolaga |
| Raute | ruda |
| Rebe, Traube | uva |
| Rebstock | cepa |
| Ringelblume | caléndula |
| Rizinuspflanze | ricino, tártago |
| Rosmarin | romero |
| Rübe, napffrüchtige, Rübenkraut | tebete |
| Rutenkraut | cañaheja |
| Safran | azafrán |
| Salzkraut | salicaria |
| Sassafras | sasafrás |
| Sauerklee | trebolina |
| Schafgarbe | aquilea, milenrama |
| Schilfwurzel | raíz de caña |
| Schneckenklee | alfalfa |
| Schöllkraut, Schellkraut, Warzenkraut | celidonia |
| Schwarzginster | retama negra |
| Schwarzwurz | consuelda |
| Schwarzwurzel | escorzonera |

| | |
|---|---|
| Silberweide | saúco blanco |
| Spärkling | paragüitas |
| Speik (Schopflavendel) | espliego, alhucema |
| Stechwinde, rauhe (Sassaparille) | zarzaparrilla |
| Steinbrech | rompepiedras |
| Steineiche | roble |
| Tabaiba, süsse | tabaiba dulce |
| Tausendgüldenkraut | centáurea |
| Teekraut, mexikanisches | pazote |
| Tenerife-Bergminze | nauta |
| Thymian | tomillo |
| Ulme | olmo |
| Verbene | verbena |
| Vogelkraut (Augentrost) | eufrasia |
| Wacholder | enebro |
| Wacholder, kanarischer | sabina |
| Wasserhanf (Art Wasserdost) | eupatoria |
| Wasserminze, Bachminze | sándara, menta acuática |
| Wegerich | llantén, plantago |
| Wegwarte | almirón, achicoria |
| Weidenröschen | hierba de San Antonio |
| Weihrauch, kanarischer | incienso canario |
| Weissdorn | espino blanco |
| Zinnkraut | cola de caballo |
| Zitronenstaude, kanarische | algaritofe, niota |
| Zeiland, staubiger | leña buena |

# *INHALT*

Seite

## José Jaén Otero

Nach mehr als zehnjähriger Erfahrung und dem Studium der Heilkräfte der Pflanzen und der traditionellen Medizin verschiedener Länder, hielt sich José Jaén in Deutschland und der Schweiz auf, um seine Kenntnisse auf dem Gebiet der biodynamischen Agrarforschung und der Krankheitserreger der Pflanzen zu erweitern.

José Jaén hatte zuvor bereits ein Buch veröffentlicht unter dem Titel "Unsere Heilpflanzen", das von La Caja de Canarias (Kanarische Sparkasse) herausgegeben wurde, und war als Mitarbeiter verschiedener Fachzeitschriften tätig. Seine Teilnahme an Rundfunkprogrammen und Kongressen über Volkskultur und Volksmedizin machten ihn bei einem breiten, an diesen Themen besonders interessierten Publikum bekannt.

Der Verfasser organisierte Lehrgänge und Seminare über Pflanzenheilkunde in Zusammenarbeit des Cabildo Insular (Inselverwaltung) sowie verschiedener Stadtämter und anderer, an populärwissenschaftlichen Projekten der kanarischen Botanik beteiligten amtlichen Körperschaften.

Dieses Buch von José Jaén bringt einen Grossteil der Kenntnisse der populären und traditionellen Medizin des Kanarischen Archipels zum Ausdruck, die der Autor in jahrelanger Feldarbeit unterwegs von Insel zu Insel zusammengetragen hat.